CONTRIBUTION A L'ÉTUDE

DE

L'HYDRAMNIOS

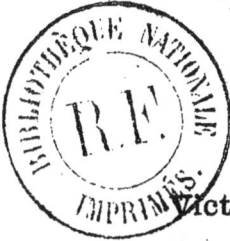

PAR

Victor GUILLEMET,

Docteur en médecine de la Faculté de Paris,
Interne provisoire des hôpitaux de Paris,
Ancien interne des hôpitaux de Nantes,
Lauréat de l'École de médecine de Nantes.

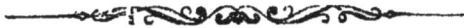

PARIS

V. ADRIEN DELAHAYE et Cⁱ, LIBRAIRES - ÉDITEURS

PLACE DE L'ÉCOLE-DE-MÉDECINE.

—

1876

CONTRIBUTION A L'ÉTUDE

DE

L'HYDRAMNIOS

PAR

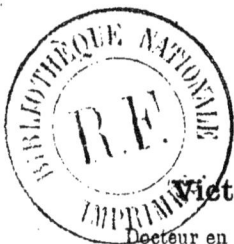 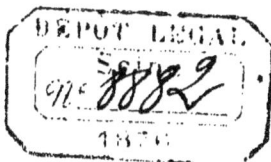

Victor GUILLEMET,

Docteur en médecine de la Faculté de Paris,
Interne provisoire des hôpitaux de Paris,
Ancien interne des hôpitaux de Nantes,
Lauréat de l'École de médecine de Nantes.

PARIS

V. ADRIEN DELAHAYE et Cᵒ, LIBRAIRES-ÉDITEURS
PLACE DE L'ÉCOLE-DE-MÉDECINE.

—

1876

CONTRIBUTION A L'ÉTUDE

DE

L'HYDRAMNIOS

INTRODUCTION

Nous n'avons pas la prétention de faire ici l'histoire de l'hydramnios. Beaucoup de points, relatifs surtout à l'étiologie de cette affection, sont encore très-obscurs, et ne pourraient être étudiés avec fruit que par des hommes versés dans la tératologie. Nous avons voulu simplement consigner sous forme de thèse inaugurale les recherches que nous avons faites sur l'hydropisie de l'amnios et les conclusions que nous avons cru pouvoir tirer de l'étude de quelques observations inédites que nous avons pu recueillir ; c'est pour cela que nous avons intitulé notre travail : Contribution à l'étude de l'hydramnios.

Nous devons remercier, ici, MM. les Drs Pinard, chef de clinique d'accouchements, Guéniot, agrégé de la Faculté, chirurgien des hôpitaux et A. Fournier, agrégé à la Faculté, médecin des hôpitaux, qui ont bien voulu nous aider de leurs conseils ou nous communiquer leurs observations.

DÉFINITION

L'hydropisie de l'amnios ou hydramnios est l'accumulation morbide de liquide dans la cavité amniotique. Cette définition ressort du nom même de la maladie; mais il est moins facile d'assigner quelle est la limite à laquelle la quantité du liquide amniotique devient morbide. Cette quantité est, en effet, même à l'état normal, très-variable; d'autre part on ne peut pas restreindre les cas d'hydropisie à ceux dans lesquels la quantité du liquide devient extrêmement considérable, et on ne peut pas dire non plus qu'il y a hydramnios, seulement dans les cas où cette accumulation a été assez considérable pour déterminer des accidents du côté de la mère ou de l'enfant. Nous admettrons donc, avec la plupart des auteurs qui ont traité de cette question, avec Cazeaux, en particulier, que l'accumulation du liquide peut être regardée comme due à un état morbide, toutes les fois que sa quantité dépasse 1 kilogramme à un kilog. et demi.

HISTORIQUE

Les auteurs classiques s'étendent peu, quand même ils en parlent, sur l'hydropisie de l'amnios; dans quelques-uns, comme nous le verrons, on trouve à peine quelques mots pour indiquer l'existence de cette maladie. Aussi nous avons dû rechercher ce qui a trait à cette question surtout dans les mémoires qui ont été publiés dans les journaux à différentes époques, et dans quelques observations éparses, de côté et d'autre, et suivies quelquefois de réflexions de leurs auteurs. Enfin on trouve un certain nombre d'observations, les unes bien nettement définies sous le titre d'hydropisie de l'amnios, d'autres pouvant se rapporter à cette maladie quoique n'en portant pas le titre, dans les recueils d'observations dont quelques vieux accoucheurs du siècle dernier faisaient suivre leurs traités d'accouchement. On trouve dans *Moriceau*, 1740, un grand nombre d'observations lesquelles paraissent se rapporter à l'hydrorrhée bien plutôt qu'à l'hydramnios. Même son observation 388e dans laquelle il dit, que les eaux qui s'écoulèrent abondamment, lui paraissent être une partie des véritables eaux de l'enfant. ne nous semble être qu'une observation d'hydrorrhée, car cet écoulement commença deux mois avant l'accouchement, et se répéta plusieurs fois. Or on sait que ces écoulements répétés à intervalles variables et permettant à la grossesse de suivre son cours normal, sont la caractéristique de l'hydrorrhée et non de l'hydramnios. Dans ce dernier cas, en effet, l'accumulation du liquide se faisant dans la cavité amniotique même, son issue exige la rupture des membres qui est presque inévitablement suivie de l'avortement.

De La Motte 1765, cite, à côté d'observations, lesquelles, comme celles de Moriceau, doivent être rapportées à de l'hydrorrhée, de véritables observations d'hydramnios. Dans un premier cas, il est appelé le 17 novembre 1692 par une dame qui était tellement grosse pour le peu de temps qu'elle était enceinte, qu'elle se croyait grosse de deux jumeaux; cette femme, après avoir présenté tous les symptômes et toutes les incommodités de l'hydropisie de l'amnios, accouche, avant terme, d'un seul fœtus d'une médiocre grosseur et qui mourut aussitôt qu'il fut né. La grosseur excessive de cette femme, dit De La Motte, était causée par une si grande quantité d'eau qu'il faut l'avoir vue pour le croire. Il est étonné de voir cela chez une femme qui était pendant toute sa grossesse dans de bonnes conditions hygiéniques, car, dit-il, c'était une nécessité qu'il se fît une grande fonte dans le sang pour qu'il s'en séparât tant de sérosité.

Une autre femme qui le fit mander le 22 janvier 1701, ne pouvait quasi porter son ventre; elle se croyait enceinte de plusieurs enfants. Elle accoucha avant terme et très-rapidement d'un enfant mort, fort petit, après avoir évacué une si grande quantite d'eaux, que la chambre en fut non-seulement inondée, « mais qu'elles coulaient à ruisseau sur l'escalier. » Ce sont là de vrais cas d'hydramnios

« Les accouchements de cette espèce, ajoute de La Motte, doivent absolument être prématurés, parce que la mauvaise qualité du sang de la mère, qui est la nourriture des enfants, les entretient dans une continuelle indisposition; ce qui fait qu'ils ne sont jamais gros et que la matrice sans cesse abreuvée par une quantité de sérosité, s'ouvre à la première occasion que la nature lui fournit. » Ainsi de La Motte cherche à expliquer par un vice constitutionnel chez la mère, pour ainsi dire, la cause de l'hydramnios et consécutivement du développement en général imparfait du fœtus dans ces cas, et de l'accouchement prématuré.

J. L. Baudeloque 1807, dans son traité d'accouchements, dit peu de chose relativement à l'hydropisie de l'amnios ; il la mentionne à peine. Mais nous trouvons plusieurs observations rapportées par lui dans le journal de Sédillot, an VII de la République. Dans un cas, une femme sujette à de petites pertes de sang, fut prise subitement, en voyage, étant enceinte de six mois et à la suite d'une perte, d'un développement subit et considérable du ventre, tellement qu'il paraissait contenir plusieurs enfants à ter me et beaucoup d'eau. Cette femme présenta bien nets les symptômes d'une hydramnios. Les membranes se rompirent prématurément et elle accoucha de deux fœtus morts, de quatre mois au plus, avec une quantité d'eau si considérable qu'un vase de 14 à 15 pintes en fut rempli.

Dans le même travail, Baudeloque cite le cas d'une autre

femme qui accoucha, après avoir présenté des symptômes graves de compression, d'un enfant mort, de six mois avec 13 ou 14 pintes d'eau.

Il rapporte encore, d'après *Noël Dumarais*, l'observation de la femme d'un député de Saint-Domingue, qui rendit, au moment de son accouchement, 32 livres de liquide. Dans ce cas, il y avait eu des symptômes graves : coliques, vomissements fréquents et poracés, diminution des urines, amaigrissement, fièvre.

Chez une autre femme dont il raconte aussi l'histoire, on retira, par une ponction, 12 livres de liquide, 15 jours avant l'accouchement et au moment de l'accouchement, elle en rendit encore 36 à 40.

A la suite de ces observations, Beaudeloque traite en quelques mots du diagnostic de cette affection, dont il note très-bien les signes importants : fluctuation, ondulation, forme du ventre, etc., il s'occupe aussi brièvement du pronostic et du traitement.

Dans le *Journal de Sedillot*, *année* 1812, nous trouvons deux observations de *Mercier* extrêmement intéressantes; les sujets y ont été suivis avec soin, les symptômes notés avec beaucoup d'exactitude jour par jour; de plus, ce qui a été fait dans bien peu d'observations, les membranes et les placentas ont été examinés avec soin. Nous aurons à revenir sur ces observations dans le courant de notre thèse, tant au point de vue de la symptomatologie que de l'étiologie, en sorte que nous ne nous y arrêtons pas ici. Disons, tout de suite, que l'auteur ayant noté dans les cas d'hydropisie, dont il a été témoin, des altérations du placenta et des membranes, en fait le point de départ de l'hyper-sécrétion.

L'observation d'*Olivier d'Angers*, dans les *Archives générales de médecine* 1834, peut être rapprochée de la précédente; comme dans celles-là, en effet, on trouve dans celle-ci des altérations des membranes qui peuvent être considérées comme la cause de l'augmentation rapide du liquide à un moment donné.

L'observation d'*Ingleby*, dans les *archives de* 1834, offre un intérêt encore plus considérable; outre, en effet, que l'hydramnios fut observée dans deux grossesses successives chez la même femme, il y eut ceci de remarquable que, dans la seconde grossesse, il y eut des pertes à intervalles variables et que l'accouchement n'eut lieu cependant qu'à terme; fait qu'Ingleby explique par une ouverture située d'une certaine façon sur les membranes et permettant une issue modérée de liquide sans désavantage pour le fœtus.

Nous'aurons occasion de revenir sur cette observation au point de vue de la marche et de la terminaison de l'hydramnios.

A la même époque, 1834, fut publiée dans les *Archives de médecine,* une observation d'hydramnios de *G. Pelletan,* suivie de réflexions par M. *Guillemot.* La lecture de ce travail est intéressante, d'abord à cause des erreurs de diagnostic auxquelles donna lieu cette hydropisie, qui fut prise pour une ascite, puis par une légère lipothymie qui survint après l'évacuation rapide de la moitié du liquide; et nous verrons que cet accident a été noté plusieurs fois, quand on n'a pas eu la précaution de modérer la sortie du liquide. Dans cette observation, comme dans un certain nombre d'autres, l'utérus renfermait deux fœtus. Enfin les réflexions de Guillemot ont un véritable intérêt au point de vue du diagnostic, en ce qu'elles portent sur la forme, la tension du ventre, la fluctuation, etc., tous symptômes que nous verrons, en effet, avoir une grande importance.

Au point de vue du traitement, Guillemot se fondant sur ce que, dans certains cas, la rupture des membranes s'étant faite sur un point élevé, l'avortement n'avait pas été la

conséquence de cette rupture, propose de faire artificielle-
ment ce que la nature fait quelquefois avec succès, en portant par exemple une sonde sur les membranes afin de les
décoller en un point distant du col ; il espérait ainsi débarrasser la matrice d'une partie du liquide amniotique et
permettre à la grossesse de suivre son cours ; nous verrons
à propos du traitement, ce qu'on peut espérer de ce moyen.

Velpeau dans son traité d'accouchements 1835, signale
à peine l'existence de l'hydramnios. Il fait observer seulement qu'au lieu d'une livre, chiffre moyen à l'état normal,
il peut en exister quatre, cinq, et même dix litres. Et il
ajoute : son abondance est généralement en raison inverse
de la vigueur du volume, de la force du fœtus et de la
constitution robuste de la femme.

Au contraire les auteurs du dictionnaire en 30 vol. (*Desormaux et P. Dubois*) s'étendent assez longuement sur cette
affection à l'article hydromètre ; ils font en effet rentrer
l'hydramnios dans une variété de l'hydromètre, l'hydromètre
des femmes enceintes. Aprè avoir rapporté l'observation de
Mercier publiée, comme nous l'avons vu, dans le *Journal
de Sedillot*, en 1812, ils en citent plusieurs autres, dont
une, surtout, est intéressante au point de vue de l'action
salutaire que la saignée paraîtrait avoir eue sur l'hydropisie de l'amnios. Nous aurons occasion de parler de cette
observation au chapitre *traitement*. Les auteurs du dictionnaire font suivre ces observations de la symptomatologie
du diagnostic, du pronostic et du traitement de l'affection ;
et l'on peut puiser là de bons renseignements sur cette
affection.

Scarpa (*opusculi di chirurgia, pagina* 181, vol. I, 1825)
cite l'observation d'une jeune femme chez laquelle il y eut
à la fois hydropisie de l'amnios et ascite ; on fit une paracen-
tèse dans le but de débarrasser la malade des menaces de
suffocations, ce qui n'empêcha pas l'accouchement de se faire

le lendemain avec issue de 15 livres environ de liquide amniotique.

Sous le titre de dissertation sur l'hydropisie de l'amnios, *Dubuisset*, de Ronchin, publia en 1837, dans la *Gazette médicale*, un travail assez intéressant sur le sujet qui nous occupe. L'auteur considérant la membrane amnios comme une séreuse, se demande si son hydropisie ne reconnaîtrait pas les mêmes causes que les hydropisies des autres séreuses, c'est-à-dire tantôt une irritation sécrétoire, tantôt un obstacle mécanique au cours du sang veineux. Il rentre alors dans quelques détails relatifs à l'étiologie de la maladie; il signale les mêmes causes que les auteurs précédents, et dit qu'on a vu la maladie se développer quelquefois à la suite d'une chute, d'un effort en montant en voiture.

Il note également la coïncidence très-fréquente de l'hydramnios avec la grossesse gémellaire. D'après lui M. Marius comme MM. Mercier et Ollivier, a vu l'hydramnios succéder à l'inflammation de la membrane; ce chapitre étiologique contient des détails intéressants sur lesquels nous reviendrons plus loin.

Suit l'observation d'une femme chez laquelle il y eut de l'hydramnios dans quatre grossesses successives. Dans les trois premières grossesses, il y eut avortement à un terme peu avancé, dans la quatrième, au contraire, l'accouchement eut lieu à terme, et l'enfant était vivant.

Dans le *Journal des Connaissances médico-chirurgicales*, de 1844, nous trouvons une note pour servir à l'histoire de l'hydramnios, de *Godefroy*, professeur d'accouchement à l'Ecole de Rennes.

L'auteur insiste sur la différence symptomatologique que peut présenter l'hydramnios aux différentes périodes de la grossesse. Dans la première moitié, il fait remarquer qu'il est souvent impossible de produire le ballottement, mais la forme du ventre, la percussion, les commémoratifs sont là pour servir de base au diagnostic.

Il insiste au contraire, sur la fluctuation, pendant la seconde moitié de la grossesse, de même que sur le ballottement facile. Deux observations sont jointes à ce travail. La seconde surtout est intéressante à cause de phénomènes particuliers que présentèrent les suites de couches. Nous y reviendrons plus loin.

Enfin, le mémoire, le plus considérable qui ait été publié sur la matière, est certainement celui de M. *Oulmont*, alors chef de clinique de la Faculté, mémoire qui fut inséré dans la *Revue médico-chirurgicale* de 1849-50. L'observation qui a servi de point de départ à ce travail est très-intéressante, parce que la malade a été suivie avec beaucoup de soin et que les accidents sont relatés avec beaucoup de détails. Nous avons intention de la reproduire, au moins en partie, dans notre thèse. Tant qu'aux réflexions de l'auteur, elles sont également ce que nous avons trouvé de plus complet sur la matière, et nous aurons occasion d'y puiser dans le cours de ce travail.

Dans un ouvrage publié en latin, par *Otto*, de Breslau, et intitulé : *Monstrorum sexcentorum descriptio anatomica*, 1841, on trouve plusieurs cas d'hydropisie de l'amnios, ou du moins plusieurs cas de monstruosités coïncidant avec une grande quantité de liquide amniotique.

Pour en finir avec les mémoires qui ont trait à l'hydropisie de l'amnios, il nous reste à parler d'un travail publié dans le *Bulletin médical du nord de la France*, par le Dr *Louis Saintex*, en 1872, sous le titre : *Considérations sur l'amniotite*. L'auteur, s'appuyant sur des observations personnelles, sur celles de Mercier, sur une de Brachet, recueillie à la Charité de Lyon, observations dans lesquelles il y eut toujours lésions inflammatoires de l'amnios, regarde l'hydropisie comme étant toujours la conséquence de cette inflammation. D'après lui, l'hydramnios serait le signe unique, exclusif de l'amniotite, et ce signe peut servir à différencier cette inflammation des autres maladies qui ont quelques ressemblances symptomatologiques avec elle; il se produit là ce qui se produit dans l'inflammation des séreuses en général, une hypersécrétion irritative.

Peu de thèses ont été publiées sur ce sujet. Dans sa thèse pour le concours d'agrégation : *des maladies du placenta et des membranes*, M. *Charpentier* consacre un court article à l'affection qui nous occupe.

Hermann Preel, dans une thèse de doctorat qui a pour titre : *Des variations de quantité du liquide amniotique pendant la grossesse et pendant l'accouchement* (1875), aborde la question de l'influence de cet excès de liquide sur la mère et sur l'enfant, après en avoir décrit la symptomatologie et le diagnostic, et avoir cherché, lui aussi, à en éclaircir un peu l'étiologie.

Merimann et *Lee*, cités par Jacquemier, traitent également de l'étiologie de cette affection, qu'ils sont tentés de rapporter à la syphilis.

Enfin, en feuilletant de droite et de gauche les différents journaux de médecine, on trouve encore quelques observations plus ou moins intéressantes d'hydramnios; tel est le cas de M. *Bourgarel* (*Archives de médecine navale*, 1868). Il en est une surtout remarquablement intéressante, car elle est unique dans la science; c'est une observation de grossesse extra-utérine avec hydropisie de l'amnios, qui donna lieu à toutes les difficultés possibles de diagnostic et de traitement. Elle a été publiée par M. le professeur *Depaul*, dans les *Archives de tocologie*, première année, p. 336. Elle nous avait été communiquée déjà par M. *Guéniot*, qui avait vu la malade avant son entrée à la Clinique, et nous comptons la rapporter ici, au moins en partie, en raison de son grand intérêt.

Si nous arrivons maintenant aux auteurs classiques modernes, nous y trouvons fort peu de chose.

Chailly-Honoré, *Joulin*, *Jacquemier*, s'y étendent fort peu ; *Nægele* signale à peine son existence. *Cazeaux* seul, comme nous le disions en commençant, lui consacre un chapitre d'une certaine importance.

Enfin, nous devons signaler ici une note de M. *A. Fournier*, dans son livre intitulé : *Leçons sur la syphilis, étudiée plus particulièrement chez la femme*. On y trouve, en effet, page 966, ces quelques lignes, qui nous ont frappé à cause de leur importance au point de vue de l'étiologie de l'hydramnios : « J'ai vu quatre fois l'hydramnios compliquer des grossesses survenues chez des femmes syphilitiques, à la période secondaire. N'est-ce là qu'une coïncidence, ou bien l'hydramnios est-elle un accident qui puisse dériver de la syphilis? Je ne saurais encore le dire ; je cite le fait, néanmoins, pour le signaler à l'attention des accoucheurs. »

FRÉQUENCE.

L'hydropisie de l'amnios est une affection qui est loin d'être fréquente. En effet, en compulsant les bulletins de la Clinique d'accouchement, nous n'avons trouvé, pour l'année 1874, que trois cas sur 441 accouchements, dans lesquels le liquide amniotique fut trouvé notablement plus abondant que de coutume ; la quantité fut une fois de deux litres environ, avec un enfant mort-né, une autre fois de trois litres, avec un enfant bien portant, la troisième fois, enfin, de deux litres environ, avec un enfant faible.

En 1873, il y eut trois cas sur 575 accouchements environ ; dans un cas, deux litres, avec un enfant mort au bout de quelques instants. Dans un second cas, environ deux litres ; mais le troisième cas est beaucoup plus intéressant, surtout au point de vue étiologique, puisqu'en même temps que l'accumulation de liquide, il y avait une grossesse gémellaire, et un des fœtus était un monstre anidien.

Cette proportion, on le voit, est faible.

SYMPTOMATOLOGIE ET MARCHE.

L'hydropisie de l'amnios peut exister seule, indépendamment d'autres hydropisies, ou bien elle peut exister avec d'autres hydropisies, l'ascite, par exemple, comme cela se voit dans les observations de Scarpa. En un mot, elle peut être primitive ou secondaire. Dans presque toutes les observations que nous avons étudiées, l'hydramnios existait seule. C'est aussi cette forme que nous aurons surtout en vue dans la description des symptômes. Celle-ci peut, du reste, à un moment donné, se compliquer d'œdème des membres inférieurs, de la vulve, des parois de l'abdomen même ; mais ces œdèmes sont eux-mêmes consécutifs à l'hydramnios, et celle-ci n'est point sous la dépendance, le plus souvent du moins, d'un état général, tel que celui qui produirait une anasarque. Certains auteurs, guidés par l'idée qu'ils se faisaient de la cause inflammatoire ou non, de l'affection, en ont décrit deux formes, une forme active et une forme passive (Jacquemier, thèse de Preel). Nous ne croyons pas cette distinction bien importante au point de vue clinique ; une fois la maladie constituée ; en effet, c'est le développement plus ou moins considérable de l'utérus qui domine la situation et qui donne lieu aux principaux symptômes, et, dans tous les cas, la marche est à peu près la même.

Le plus souvent, le début de l'hydropisie de l'amnios n'est précédé d'aucun symptôme précurseur. Dans quelques cas, cependant, on aurait noté des vomissements plus opi-

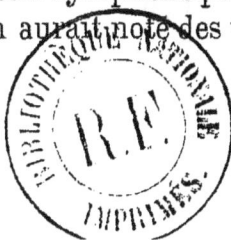

niâtres au début de la grossesse, vers le deuxième ou le troisième mois, quelquefois aussi de la pesanteur ou des douleurs vagues à l'hypogastre. Enfin, dans d'autres cas, la maladie a été précédée de tous les signes d'une inflammation violente (observation de Désormaux et P. Dubois, *in* Dict., en 30 vol.). Ce sont ces cas surtout que l'on peut rapporter à la forme active. Dans le cas que nous venons de citer, il y eut même, outre des douleurs très-vives dans l'abdomen, une agitation extrême et beaucoup de fièvre, symptômes évidemment inflammatoires, qui furent calmés par les antiphlogistiques. Mais le plus souvent, le symptôme initial, c'est le développement anormal du ventre.

C'est le plus souvent vers le milieu de la grossesse que débute la maladie. Sur quatorze observations, dit M. Oulmont, on a noté le début une fois au deuxième mois, une fois au troisième, quatre fois au quatrième, quatre fois au cinquième, une fois au sixième et trois fois au septième. C'est donc vers le cinquième mois de la grossesse ou du quatrième au cinquième que le plus souvent a lieu le développement exagéré du ventre. Ce développement se fait quelquefois avec une extrême rapidité, et les malades sont étonnées de voir leur ventre augmenter du jour au lendemain d'une façon considérable, quelquefois du tiers ou du double. C'est ainsi que dans une observation du Dr Saintex (*Bulletin médical du nord de la France*), la malade, après trois jours de souffrances, constata que son ventre, dans l'espace d'une seule nuit, avait pris un développement considérable. « Je suis convaincue, disait-elle, qu'il avait presque doublé. »

Du reste, le temps que l'utérus met à prendre ce développement est très-variable; quelquefois l'augmentation du liquide se fait graduellement. Cinq fois, dit M. Oulmont, il a acquis en quinze jours un volume énorme; trois fois il a pris tout son accroissement en un mois et deux fois en deux mois. Les auteurs du Dictionnaire en 30 vol., ont noté que la mort du fœtus était quelquefois marquée par une augmentation rapide du liquide.

Le degré de ce développement est aussi extrêmement variable; tantôt il est peu marqué, et quelquefois même il s'écoule au moment de l'accouchement une quantité de liquide beaucoup plus considérable qu'on n'aurait pu le prévoir d'après le développement de l'utérus. D'autres fois, ce développement est extrême, et dans presque toutes les observations que nous avons trouvées dans les mémoires et les auteurs classiques, l'utérus, à cinq mois de grossesse, offrait le volume d'une grossesse à terme et même plus, ou bien le volume d'un utérus renfermant plusieurs fœtus. C'est dans ces cas que l'on observe des accidents graves de compression sur les organes voisins, exigeant une prompte intervention de la part de l'accoucheur.

On a malheureusement presque toujours négligé de mesurer exactement la circonférence de l'abdomen; dans les deux seuls cas où cette mensuration a été pratiquée, elle était chez une femme de 110 centimètres, chez l'autre de 112, prise, bien entendu, au point le plus saillant. Dans ces cas aussi, le ventre était tellement volumineux, qu'il semblait devoir se rompre sous la distension.

Cet épanchement donne à l'abdomen une forme globuleuse spéciale; mais ce qui caractérise cette forme, le plus souvent au moins, c'est sa régularité, et cela se comprend aisément, puisque c'est la forme d'un utérus extrêmement distendu par du liquide. Si nous insistons sur cette régularité qui s'observe ordinairement dans la forme de l'hydramnios, c'est qu'elle a une grande importance, comme nous le verrons tout à l'heure, au point de vue du diagnostic.

Le ventre s'arrondit et se porte en avant, tandis que les parties latérales sont aplaties et quelquefois même presque effacées, à moins qu'il n'y ait complication d'ascite. Cette

Guillemet.   2

disposition est surtout marquée lorsque la femme est debout, parce qu'alors le fond de la matrice se porte en avant. Dans certains cas, le volume de l'utérus était tellement considérable, que la partie supérieure du ventre faisait saillie en avant du sternum; et, dans une observation, dit M. Oulmont, cette saillie était tellement considérable, que la peau de l'abdomen se courbait brusquement pour venir retomber à angle droit sur la base antérieure de la poitrine. Dans l'observation du mémoire que nous citons, les côtés du ventre avaient pris la forme de gros mamelons séparés à leur partie médiane, de façon à le faire ressembler par sa partie supérieure à la base d'un cœur de carte à jouer. L'auteur se demande si cette forme si bizarre n'était pas due à ce que le liquide accumulé dans l'utérus avait particulièrement distendu les portions tubaires de cet organe.

Cette forme de l'abdomen présente encore ce signe important, c'est qu'elle ne se modifie pas par les différentes positions qu'on fait prendre à la femme.

Tels sont les symptômes que révèle la simple inspection de l'abdomen.

Si maintenant on a recours au palper, on trouve que les parois abdominales sont d'abord assez souples et permettent de sentir la tumeur utérine; mais bientôt elles deviennent dures, à mesure qu'elles se tendent sous l'influence du développement de l'utérus. Au-dessous des parois abdominales, la main trouve les parois utérines, qui, elles aussi, lorsque l'épanchement est très-abondant, sont dures, résistantes comme les parois d'une poche distendue outre mesure par un liquide. Cette tension et cette dureté peuvent être telles dans certains cas, que le palper en soit presque impossible (observ. de Budin).

Les parois abdominales conservent longtemps leur coloration normale, mais, par suite de leur extrême distension, elles peuvent devenir violacées, luisantes, crevassées ; dans le plus grand nombre des cas, elles sont le siége d'un œdème plus ou moins marqué, sur lequel nous reviendrons en parlant des troubles de la circulation. Dans d'autres cas, au contraire, elles sont fort amincies, et le liquide que l'on sentait à travers leur épaisseur semblait très-superficiel. Le peu d'épaisseur entre la main qui palpe et le fœtus contenu dans l'utérus a pu, dans certains cas, faire penser, au premier moment, à une rupture de l'utérus, avec passage du fœtus dans la cavité abdominale (obs. de Desormeaux et Dubois).

Mercier a noté une sorte de transparence des parois abdominales.

En palpant l'abdomen, on s'assure de la présence d'un liquide en excès dans la cavité utérine. Dans quelques cas, en effet, dus peut-être à l'extrême distension des parois, la fluctuation a pu être obscure, mais le plus souvent elle est extrêmement manifeste, et elle paraît même quelquefois tellement superficielle, qu'on peut penser tout d'abord à une ascite (observ. d'Oulmont). Cette fluctuation s'observe le plus souvent dans toute l'étendue de l'abdomen, mieux cependant à la partie antérieure que sur les parties latérales (observ. Godefroy et Pelletan).

La palpation peut encore fournir d'autres signes ; c'est ainsi qu'on peut obtenir, à travers la paroi abdominale, le ballottement. Lorsque la tête du fœtus est repoussée par la main qui exécute la palpation, elle fuit généralement devant elle pour revenir, au bout d'un temps plus ou moins long, suivant la quantité du liquide.

Cette exploration, par le palper, n'occasionne le plus souvent aucune douleur ; dans certains cas de distension extrême des parois abdominales, elle pourrait cependant être douloureuse. La percussion donne une matité absolue dans toute l'étendue de la tumeur ; cette matité ne se déplace pas par les différentes positions que l'on fait prendre à la

femme. Le toucher montre le segment inférieur distendu
et faisant saillie dans le vagin ; mais la partie fœtale est
est rarement perceptible, parce qu'elle tend toujours à rester élevée, le fœtus ballottant avec la plus grande facilité
au milieu du liquide ; et, même quand le doigt arrive sur
une partie fœtale, il est extrèmement difficile, et parfois
impossible, de déterminer la présentation, parce que
cette partie fœtale fuit devant le doigt qui veut l'explorer ;
c'est ce que nous voyons dans une observation qui nous a
été communiquée par M. Golay, interne à Beaujon. Les
mêmes conditions rendent le ballottement extrèmement
facile, exagéré même, et Godefroy a pu apprécier que le
fœtus mettait un temps considérable à retomber sur le
doigt. Les auteurs ont cependant noté que le ballottement
était beaucoup plus obscur lorsque le fœtus était très-petit
ou mort.

Le toucher vaginal peut encore donner la sensation de
fluctuation très-nette, si on percute, par la paroi abdomi-
minale, le fond de l'utérus, pendant que le doigt est intro-
duit par le vagin jusqu'au col.

Le col est évidemment dans un état très-variable, suivant l'époque à laquelle est pratiqué le toucher ; nous n'a-
vons pas à nous occuper de cela ici.

Tels sont les symptômes que l'on pourrait appeler locaux ;
mais l'accumulation de liquide, dans l'utérus, donne lieu
à d'autres symptômes dus principalement à la compression
qu'exerce l'utérus distendu sur les organes voisins.

Du côté de la circulation, l'hydramnios s'accompagne, le
plus souvent, d'œdèmes plus ou moins prononcés et plus
ou moins étendus. Dans presque toutes les observations,
nous avons noté l'œdème des membres inférieurs qui sont
parfois extrèmement infiltrés, l'œdème des grandes lèvres,
l'œdème des parois abdominales ; cet œdème des parois abdominales est étendu à toute la partie comprise entre

l'ombilic et le pubis, *œdème suspubien*. Dans certains cas, on observe le développement d'hémorrhoïdes (obs. de Dubuisset.

Le refoulement du diaphragme, du côté de la cavité thoracique, donne lieu à une dyspnée plus ou moins intense, à de la toux ; quelquefois les symptômes d'asphyxie sont extrêmement marqués et peuvent faire craindre pour le jours de la femme ; c'est ce qu'on trouve relaté dans plusieurs observations, notamment dans celle de M. Oulmont.

M. Évrat, de Lyon, a publié également plusieurs observations dans lesquelles l'asphyxie était presque complète : le visage était cyanosé, la respiration nulle ; les pulsations artérielles faisaient défaut (Cazeaux).

Les intestins sont comprimés, et cette compression donne lieu à une constipation plus ou moins opiniâtre ; dans quelques observations, cependant, on a noté de la diarrhée, tenant probablement à l'état général de la malade. Souvent il y a des vomissements.

Du côté de la vessie, les mêmes phénomènes de compression se font sentir, et produisent soit de la rétention, soit de l'incontinence des urines.

La douleur est souvent un des premiers symptômes, et elle apparaît alors, en même temps que le développement anormal du ventre, qu'elle précède même quelquefois. C'est d'abord une simple pesanteur à l'hypogastre avec tiraillements dans les lombes ; d'autres fois les femmes se plaignent, dès le début, d'élancements, s'étendant des lombes à l'ombilic. Quelquefois, très-vives, dès le début, ces douleurs sont accompagnées alors d'autres signes d'une inflammation violente, qui ont un certain rapport avec le début d'une péritonite (obs. de Mercier); mais le plus souvent, elles sont modérées au début, et augmentent en même temps que le développement du ventre ; elles sont d'abord continues, puis, au bout d'un temps variable, elles deviennent intermittentes, ou plutôt elles restent continues, mais offrent des exacerbations qui semblent coïncider avec des contractions utérines. Ces exacerbations, lorsque l'utérus est très-distendu, sont le plus souvent extrêmement douloureuses ; elles jettent quelquefois les malades dans un état d'agitation très-pénible, dans les angoisses les plus vives, et les portent au plus profond désespoir (obs. d'Oulmont). Outre ces douleurs abdominales ou utérines, on a signalé des tiraillements très-pénibles sur les aisselles par le poids du ventre, des douleurs dans les aines ; le ventre, lui-même, n'est pas douloureux à la pression, au moins au début, mais plus tard, lorsqu'il est très-distendu, il devient parfois douloureux, au point que le moindre attouchement devient insupportable.

Les symptômes généraux ne sont pas, le plus souvent, en raison des symptômes locaux, cependant on les a vus très-marqués, et se manifester même, dès le début, de l'affection ; c'est ainsi que dans les observations de Mercier, il y eut, dès le début, du malaise général, de l'agitation. Le pouls, dès le cinquième jour de la maladie, était serré, accéléré, le visage grippé, la peau sèche et brûlante ; en même temps il y avait de la soif, de l'inappétence, des vomissements ; la langue était humide et saburrale (Mercier, *in* journal de Sédillot, 1812). Dans une seconde observation, l'affection débuta par un frisson. On trouve là tous les symptômes d'une phlegmasie vicérale intense ; et en effet, nous verrons que dans ces cas, on trouva des lésions inflammatoires de l'œuf, bien manifestes ; mais le plus souvent, ces symptômes sont moins violents, et ils n'apparaissent que lorsque le développement énorme du ventre vient entraver les fonctions de la circulation et de la respiration.

Outre cette agitation que nous avons notée, les malades sont dans une gêne extrême ; elles ne savent quelle position prendre pour le repos. Chez les unes, le décubitus dorsal est seul possible; le décubitus latéral donnant lieu à des accès de suffocation (obs. d'Oulmont). Chez d'autres, la station verticale est seule possible (obs. Mercier). La plupart sont obligées de rester assises dans leur lit, pour faciliter les mouvements respiratoires. Dans certains cas, le rapprochement des cuisses est impossible à cause de l'œdème considérable du bas-ventre et des parties génitales externes. Enfin, Godefroy a noté dans une observation, des ulcérations des sillons labio-cruraux, lesquelles causaient beaucoup de douleur au moindre mouvement.

Dans tous ces cas, le repos était à peu près impossible, et l'insomnie venait ajouter aux souffrances de la malade; il en résultait une faiblesse extrême.

En même temps que ces signes qui appartiennent en propre à l'accumulation du liquide dans la cavité amniotique, on constate évidemment les signes de la grossesse. Nous avons vu que plusieurs d'entre eux sont exagérés : développement de l'utérus, ballottement; d'autres, au contraire, paraissent diminués ou obscurcis : c'est ainsi que l'auscultation du cœur du fœtus est souvent difficile soit à cause de l'éloignement de l'oreille, soit parce que le fœtus, remuant facilement dans une grande quantité de liquide, les bruits changent fréquemment de place ; c'est pour la même raison que le toucher ne permet pas toujours de diagnostiquer la présentation. Les mouvements du fœtus ont quelquefois été perçus par la mère avec plus de violence que de coutume; mais le plus souvent c'est le contraire qui a lieu, et dans presque toutes les observations, on note que les femmes sentaient peu ou point remuer leurs enfants, quoique ceux-ci fussent vivants. Dans une observation du Dr Saintex, il est même dit que les mouvements du fœtus, qui avaient été tumultueux et violents pendant les trois premiers jours, diminuèrent d'une manière sensible dès que le volume du ventre eut augmenté. Nous pen-

sons qu'on doit voir là non-seulement un phénomène phy-
sique, dû à ce que la grande quantité de liquide empêche
les chocs d'être perçus aussi vivement par la mère, mais aussi
un phénonème vital, dû à ce que le fœtus souffre de cette
trop grande accumulation de liquide, et que ses mouvements ont de moins en moins de force ; nous verrons, du
reste, à l'article pronostic, quels sont les résultats les plus
fréquents de cette hydropisie sur l'enfant.

Les seins se gonflent comme dans une grossesse ordinaire,
mais nous voyons, dans une observation de Mercier, que,
immédiatement après l'accroissement du ventre et l'apparition des symptômes généraux, les seins s'affaissèrent, et
nous ne pouvons nous empêcher de comparer ce phénomène
à ce qui se passe, lorsqu'il survient une inflammation d'une
séreuse. Nous n'avons trouvé, du reste, ce phénomène relaté
que dans cette observation.

Les symptômes que nous venons 'd'énumérer sont ceux
que l'on oberve dans les cas d'hydramnios type, d'épanchement très-abondant dans la cavité amniotique. Il est
évident que, dans bien des cas d'hydramnios, les symptômes sont beaucoup moins alarmants ; leur gravité est né-
cessairement subordonnée à la quantité du liquide ; et, dans
beaucoup d'observations, nous trouvons qu'il y a eu augmentation manifeste du liquide amniotique, sans que pour
cela il y ait eu des symptômes de compression et de signes
généraux très-marqués. Souvent même, quand la quantité
de liquide est peu augmentée, ce n'est qu'au moment de
la rupture des membranes qu'on s'aperçoit que les eaux
sont plus abondantes qu'à l'état normal ; mais nous devions,
pour la description des symptômes, nous baser sur ce qui a
été observé dans le plus grand nombre des cas où le diagnostic hydramnios a été bien nettement établi.

A quoi tient, maintenant, l'apparition de ces symptômes que ne produit jamais la grossesse à terme,
alors que l'utérus présente un volume égal. Scarpa

avait déjà attiré l'attention sur ce point. Cette différence tient évidemment à ce que, dans le cas de grossesse, la distension s'opérant par degrés presque insensibles, les parois abdominales cédant peu à peu, permettent à l'utérus de se porter fortement en avant et un peu moins en haut, de manière à refouler beaucoup moins le diaphragme (Cazeaux).

Le plus souvent, l'hydropisie de l'amnios, provoque des contractions prématurées, et si ces contractions sont assez fortes pour déterminer la rupture des membranes, il s'écoule une quantité plus ou moins considérable de liquide, et l'avortement ou tout au moins l'accouchement prématuré a lieu. Mais dans d'autres cas assez fréquents, l'extrême distension de l'utérus semble avoir enlevé aux contractions une partie de leur énergie, et l'accoucheur est obligé de perforer les membranes pour accélérer la marche du travail.

Le temps qui s'écoule entre le début des accidents et la rupture des membranes est très-variable. Lorsque la rupture n'est pas spontanée, ce temps dépend uniquement de l'intervention ou de la non-intervention du médecin. Ainsi, dans l'observation de M. Oulmont, il s'est écoulé, du 19 octobre au 6 novembre, entre le début des accidents et la rupture artificielle des membranes. Dans la première observation de Mercier, il s'est écoulé six jours avant qu'on ait débarrassé la femme de son hydropisie. Dans une seconde observation, les accidents ont duré du 1er au 24 juillet.

Pour d'autres cas où les accidents ont été moins menaçants, la maladie a pu durer deux mois et plus, et la grossesse suivre son cours, malgré cette complication.

D'autres fois enfin, au bout de huit, dix, quinze jours, l'avortement spontané a eu lieu.

La quantité de liquide qui s'écoule au moment de la rupture des membranes est extrêmement variable ; elle varie depuis deux à trois litres, limite minima, que nous avons considérée comme morbide, et trente, trente-deux livres et plus. Malheureusement cette quantité de liquide ne peut pas toujours être évaluée d'une façon absolument certaine. Nous reviendrons sur la quantité et les qualités de ce liquide dans l'anatomie pathologique, de même que sur l'état du fœtus, qui est le plus souvent faible ou mort, ou atteint de quelque affection constitutionnel, ou de quelque vice de conformation, bien que des fœtus forts et bien contitués aient pu être contenus dans une cavité amniotique, qui renfermait en même temps une quantité anormale de liquide.

Le plus souvent, lorsque la femme a été débarrassée de son hydropisie, elle se sent immédiatement soulagée ; les symptômes d'asphyxie, s'ils existaient, disparaissent, la respiration devient facile ; les accidents généraux cessent et les forces se relèvent.

De même, dans presque toutes les observations, à peu près que nous avons sous les yeux, les suites de couches ont été normales. Cependant, nous trouvons dans la seconde observation du mémoire de Godefroy, que les suites de couches présentèrent ceci de remarquable, que pendant les quatre premiers jours, les lochies consistèrent en un liquide séro-sanguinolent, tellement abondant, que l'on était obligé de changer, plusieurs fois le jour, les draps de garniture.

Nous rapprochons de ce fait cet autre encore plus intéressant, qui nous a été communiqué par M. Tarnier. Chez une de ses clientes qui avait été affectée, pendant sa grossesse, d'hydropisie de l'amnios, bien caractérisée, il n'y eut pour ainsi dire pas de lochies ; mais pendant quinze jours celles-ci furent remplacées par un écoulement extrêmement abondant de sérosité par la vulve, comme si, nous disait-il, l'utérus avait pris l'habitude de laisser suinter, à sa surface, une grande quantité de liquide.

DIAGNOSTIC

L'*hydrorrhée* n'offre de commun avec l'hydramnios que l'issue par la vulve d'un liquide séreux plus ou moins abondant, paraissant sortir de la cavité utérine ; à part ce signe tous les autres distinguent l'hydrorrhée de l'hydramnios, et la confusion n'est pas possible. En effet, l'hydrorrhée n'est pas précédée d'un développement très - considérable du ventre ; elle ne donne pas lieu à des douleurs lombaires abdominales ou utérines, même au moment de l'issue du liquide (sauf de rares exceptions).

Elle n'est point suivie de menaces d'avortement, et l'écoulement peut se répéter plusieurs fois dans le cours d'une grossesse sans l'empêcher d'arriver à terme ; tandis que nous avons vu que la rupture des membranes et l'issue du liquide dans l'hydramnios sont presque fatalement suivies de l'avortement. Ingleby a bien rapporté une observation dans laquelle une ouverture s'étant faite aux membranes, très-loin du col, il a pu s'écouler une notable quantité de liquide, sans que cela nuisît au cours de la grossesse, mais ces faits doivent être tenus pour extrêmement rares. L'écoulement de ces fausses eaux n'empêche pas que la quantité du liquide amniotique soit normale au moment de l'accouchement, comme le faisait déjà remarquer Delamotte. Enfin, comme l'a fait observer M. le professeur Depaul, si l'eau provient de la cavité amniotique, on y trouve toujours en suspension des parcelles d'enduit sébacé ; il est évident que les fausses eaux, dont l'écoulement produit l'hydorrhée, ne présentent pas ce caractère.

Nous rapportons à l'hydrorrhée, cette affection que M. le Dr Chassinat, médecin à Hyères, a décrit dans ces dernières années sous le titre de *métrorrhée séreuse* des femmes enceintes.

Nous avons vu, que dans certains cas, les parois abdominales et utérines étant extrêmement minces, le liquide amniotique en excès paraissait très-superficiel et qu'on a pu penser, au premier abord, à une ascite. Nous devons donc faire le diagnostic entre ces deux affections, mais nous ferons remarquer que l'ascite peut compliquer l'hydropisie de l'amnios.

Dans l'*ascite*, la forme du ventre est aplatie, évasée, élargie latéralement, elle affecte cette disposition dite ventre de batracien ; dans l'hydramnios, le ventre est arrondi, et porté en avant; les parties latérales sont souvent aplaties, l'abdomen a tendance à remonter au-devant de la base du thorax.

Dans l'ascite, la fluctuation, la sensation de choc se perçoit facilement, surtout sur les parties latérales, dans les parties déclives; dans l'hydramnios, c'est surtout sur la partie médiane que ce signe est perceptible.

Dans le premier cas, la percussion donne de la matité dans les parties latérales et déclives, et un son tympanique intestinal à la partie antérieure et médiane ; rien de semblable n'existe dans le second cas.

Dans l'ascite, la matité se déplace suivant la position qu'on fait prendre à la malade, elle occupe toujours, comme le liquide, les parties déclives. Dans l'hydramnios, la matité occupe toujours la même région, quoi qu'on fasse. L'ascite s'accompagne presque toujours d'un amaigrissement de la partie supérieure du corps, amaigrissement qu'on n'observe pas dans l'hydramnios.

Enfin, dans le cas d'hydropisie de l'amnios, il y a eu, avant le développement anormal du ventre, des signes le plus souvent bien manifestes de grossesse, et même après ce développement exagéré, on perçoit le ballottement; souvent le palper permet de reconnaître des parties fœtales et l'auscultation fait quelquefois percevoir les bruits du cœur fœtal, quoique ceux-ci soient souvent plus obscurs que dans la grossesse normale. Rien de tout cela n'existe dans l'ascite ; mais celle-ci s'accompagne d'une façon plus constante d'œdème des membres inférieurs, et elle a été précédée des signes de l'affection qui lui a donné naissance, affection du foie, des reins, ou du cœur. Enfin, il doit être bien rare que dans l'ascite, le ventre se développe aussi rapidement que dans l'hydramnios. Quand l'ascite complique la grossesse, la fluctuation est plus manifeste à la partie supérieure du ventre qu'à la partie inférieure, le liquide se déplace suivant les mouvements qu'on fait exécuter à la femme.

Un diagnostic beaucoup plus important et souvent beaucoup plus difficile, c'est celui de la *grossesse gémellaire*.

Dans ces deux cas, le développement du ventre est plus considérable que ne le comporte une grossesse simple, mais dans le cas d'hydropisie de l'amnios, ce développement ne survient qu'à une époque relativement avancée de la grossesse, trois ou quatre mois, le plus souvent même dans le cinquième mois ; puis quand le ventre a commencé à grossir, il prend rapidement, en quelques jours, en quelques heures, comme nous l'avons vu dans certaines observations, un volume énorme. Dans la grossesse gémellaire le développement de l'utérus est, dès le début, plus considérable que ne le comporte la présence d'un seul enfant, et ce développement est graduel.

Les auteurs ont tous décrit une forme particulière du ventre dans la grossesse gémellaire. Dans le plus grand nombre des cas, en effet, le diamètre transversal prédomine sur le diamètre vertical ; il existe de chaque côté du ventre des éminences correspondantes aux extrémités fœtales, et sur la ligne médiane, une dépression correspondant à la séparation des deux œufs. Dans l'hydropisie de l'amnios, au contraire, le ventre est le plus souvent globuleux, arrondi et porté en avant et en haut, le diamètre vertical l'emporte sur le diamètre transversal. En un mot, la forme du ventre est le plus souvent régulière.

Dans la grossesse gémellaire, une des extrémités de l'utérus est plus développée que l'autre dans le sens transversal, suivant la position des fœtus ; rien de semblable ne se remarque dans l'hydramnios. Assurément, ces signes différentiels, tirés de la forme de l'abdomen dans les deux affections, peuvent permettre, dans un certain nombre de cas, de poser le diagnostic, mais il s'en faut que ces signes soient toujours certains. C'est ainsi que l'utérus, contenant deux fœtus, peut ne point présenter d'éminences latérales ni de dépression médiane. Il peut être très-saillant en avant, dans les cas, par exemple, où les deux enfants seraient situés l'un avant, l'autre en arrière. D'un autre côté, le ventre dans l'hydropisie de l'amnios, n'offre pas toujours une forme régulièrement globuleuse. C'est ainsi que nous l'avons vu présenter, dans l'observation de M. Oulmont, la forme d'un cœur de carte à jouer, à sa partie supérieure. Dans un autre cas d'hydramnios rapporté par M. le professeur Depaul, à propos du diagnostic de la grossesse gémellaire, (Leçons de clinique obstétricale), le palper permettait de reconnaître que « la matrice était comme divisée en deux parties, une à gauche et une à droite, cette dernière beaucoup plus développée que l'autre Des parties fœtales se rencontraient à droite, sans qu'on pût toutefois les distinguer facilement, l'utérus étant tellement rempli que sa surface était tendue comme la peau d'un tambour. A gauche, au contraire, on ne trouvait que du liquide amniotique et cette deuxième portion de la matrice affectait la forme d'un cône dont la pointe eut été dirigée obliquement en haut et à gauche. »

Dans ce cas, il existait aussi une dépression verticale révélée par le palper.

Voilà certes des cas dans lesquels la forme seule du ventre eût été d'un faible secours.

Dans le cas de grossesse gémellaire, on trouve le plus souvent, des deux côtés, des parties fœtales dures, correspondant aux membres du fœtus.

Dans l'hydropisie de l'amnios, on n'observe pas cela, mais si on arrive par le palper sur une partie fœtale, celle-ci fuit brusquement sous la main pour revenir quelquefois au bout de quelque temps produire la sensation d'un choc en retour ; ou bien on ne la retrouve plus à la même place, à cause de la mobilité du fœtus dans le liquide en excès.

D'autre part, le palper donne dans l'hydramnios un autre signe qui n'existe pas dans la grossesse gémellaire, c'est une fluctuation, le plus souvent, comme nous l'avons vu, très-manifeste et quelquefois même très-superficielle.

Le toucher peut donner des signes distinctifs d'une certaine valeur. Dans un cas (hydramnios), le toucher montre que le segment inférieur est très-distendu et fait saillie dans l'excavation, et cela à une période quelconque de la grossesse ; nous ne croyons pas que cela s'observe, au moins au même degré, dans la grossesse gémellaire.

Par le toucher on produit encore très-facilement le ballottement dans l'hydropisie de l'amnios ; ce ballottement est même exagéré puisque les accoucheurs ont remarqué que la partie fœtale mettait un certain temps à retomber sur le doigt, lorsque le liquide était très-considérable. Dans la grossesse gémellaire, au contraire, le ballottement est le plus souvent difficile. Levret avait déjà signalé cette particularité, et Baudeloque y insiste. Lorsqu'il y a deux enfants, dit-il, ce mouvement est à peine sensible, on distingue aisément que celui des enfants que l'on veut agiter par le toucher, n'est environné que d'un peu de fluide et qu'il est embarrassé par un autre corps solide.

M. Depaul, après avoir cité le passage de Beaudeloque,
(Clinique), ajoute que souvent même lorsque la tête du
premier enfant est engagée, elle est fixée et maintenue
par la présence du second enfant, situé au-dessus du détroit,
et alors on ne peut faire mouvoir cette tête, en sorte que
le ballottement devient absolument nul. Ce dernier cas,
(impossibilité du ballottement), ne s'observerait certainement pas avec un seul fœtus nageant dans une grande
quantité d'eau. D'autre part, cet engagement de la tête
pourrait encore être un signe différentiel, car on sait que
dans l'hydropisie de l'amnios, lorsque la quantité du
liquide est un peu considérable, l'engagement de la partie
fœtale ne se fait que tardivement, lorsque l'utérus a été
débarrassé d'une partie du liquide en excès; c'est même ce
défaut d'engagement qui fait craindre une présentation
vicieuse dans ces cas, comme nous le verrons au pronostic.

Enfin, M. Depaul (*loco cit*), donne un signe précieux
qu'il a perçu deux fois par le toucher et qui, lorsqu'il existe,
permet d'affirmer à coup sûr l'existence d'une grossesse
gémellaire. En examinant par le toucher les membranes
qui faisaient saillie à travers l'orifice utérin, le professeur
rencontra sur ces membranes une dépression, une sorte de
sillon qui partageait le kyste amniotique en deux parties.
Dans ces deux cas, par conséquent, il lui fut possible de
reconnaître les deux œufs adossés l'un à l'autre. Ce signe
qui n'a été mentionné par aucun auteur avant M. Depaul,
permettrait évidemment de faire le diagnostic, quels que
soient la forme et le développement de l'abdomen. Malheureusement ce fait doit être très-rare, puisque l'auteur dans
toute sa pratique ne l'a rencontré que deux fois.

Tous les auteurs ont signalé l'infiltration du tissu cellulaire sous-cutané, l'œdème des membres inférieurs et de la
paroi abdominale dans les grossesses gémellaires. Mais ces
signes ne peuvent pas servir au diagnostic de la grossesse

gémellaire avec l'hydropisie de l'amnios ; car bien que dans ces cas on ait dit (Puzos) que la compression exercée sur les organes voisins par l'utérus rempli de liquide était plus douce, plus molle que par l'utérus contenant deux fœtus, et exposait d'une façon moins constante aux œdèmes, il n'en est pas moins vrai que, lorsque l'excès du liquide est porté à un certain degré, il survient des œdèmes tout aussi bien que dans une grossesse gémellaire, œdèmes que nous trouvons dans certaines observations, assez marqués pour devenir la source d'incommodités très-pénibles pour les malades. L'œdème suspubien lui-même, qui, moins fréquent que les autres, aurait une valeur réelle dans la grossesse gémellaire, peut aussi se voir dans l'hydropisie de l'amnios, ce qui se comprend aisément puisque la cause qui le produit est évidemment la même dans les deux cas.

Nous n'avons pas trouvé noté, dans les observations que nous avons eues entre les mains, des varices dans les cas d'hydramnios, mais dans une observation de Dubuisset la femme eut des hémorrhoïdes, et la gêne de la circulation veineuse doit évidemment produire les mêmes troubles que dans la grossesse gémellaire, puisque ces troubles s'observent même dans les grossesses simples.

Relativement aux mouvements fœtaux perçus par la mère, on a noté que dans l'hydramnios ils étaient plus souvent obscurs que dans les grossesses ordinaires ; souvent même le fœtus meurt avant l'accouchement et il n'y a plus, par conséquent, de mouvements perçus ; dans la grossesse gémellaire, au contraire, les mouvements seraient souvent tumultueux au dire des auteurs, et perçus par la mère en plusieurs points éloignés, à la fois. Mais, comme le fait remarquer M. Depaul, rien n'est plus trompeur que ce signe, et il faut toujours se méfier des sensations maternelles.

On voit que jusqu'ici nous n'avons pas trouvé un signe

qui nous permette à lui seul de diagnostiquer, d'une manière certaine, l'hydropisie de l'amnios de la grossesse gémellaire. Cependant la réunion de plusieurs de ces signes développement subit et rapide du ventre, fluctuation très-manifeste et le plus souvent superficielle, ballottement très-facile, cet ensemble de symptômes permettrait déjà presque d'affirmer l'hydramnios ; d'autre part le signe fourni par le toucher, et indiqué par M. Depaul, permettrait à coup sûr, s'il existait, d'éliminer l'idée d'hydramnios pour s'arrêter au diagnostic de grossesse gémellaire.

Nous arrivons maintenant aux signes d'*auscultation* qui permettent de poser nettement le diagnostic.

Dans l'hydramnios, les bruits du cœur sont généralement obscurs ; outre qu'ils sont souvent difficilement perceptibles, ils sont fugaces, en raison de la grande mobilité du fœtus ; après les avoir entendus dans un point, on ne les entend plus l'instant d'après. Dans la grossesse gémellaire, au contraire, les bruits des cœurs fœtaux présentent des caractères bien tranchés. Lorsqu'il y a deux fœtus vivants dans l'utérus, on entend deux battements de cœur, ayant leur maximum sur deux points différents, et sans isochronisme. M. Nœgele fils, en 1838, a précisé encore davantage le caractère de ce double battement de cœur fœtal. Il a montré que les battements du cœur de chaque fœtus s'entendent en des régions bien limitées de l'abdomen.

Le plus souvent, quelle que soit la position des fœtus, l'un des battements s'entendra d'un côté et en haut, tandis que le maximum des bruits de l'autre cœur sera de l'autre côté et en bas. Ce n'est pas le lieu d'insister ici sur la cause de cette disposition ; le fait est qu'elle existe réellement, dans la plupart des cas.

Ce signe serait donc d'une certitude absolue pour le diagnostic ; nous ne parlons pas des signes tirés du bruit de souffle, nous ne croyons pas qu'on puisse en tirer profit, et, du reste, nous ne l'avons trouvé noté, comme localisation et intensité, dans aucune des observations dont nous avons eu connaissance.

Jusqu'ici nous avons supposé que l'hydramnios compliquait une grossesse simple, et nous avons fait son diagnostic d'avec la grossesse gémellaire, dans ces conditions. Mais on sait que l'hydramnios complique très-souvent la grossesse gémellaire. Dans ces cas, et ils sont nombreux, les symptômes de l'hydramnios ont masqué complètement ceux de la grossesse gémellaire ; on diagnostiqua d'abord hydropisie de l'amnios, et ce ne fut qu'au moment de l'accouchement qu'on s'aperçut de la présence de deux fœtus. Du moins est-ce ainsi que les choses se sont passées dans les observations que nous avons sous les yeux, observations rapportées par Mercier, Pelletan, Burgès. A plus forte raison, le diagnostic précis serait-il impossible si on avait affaire à un cas analogue à celui qui fut observé par Prévôst dans le service de Grisolle, à Saint-Antoine, en 1848.

Dans ce cas, un premier fœtus vivant fut expulsé avec un litre de liquide, puis un second du même âge, mais mort, avec sept livres de liquide, et enfin un troisième ayant le volume d'un fœtus de trois mois environ. Comment diagnostiquer, étant donnés des symptômes d'hydramnios, qu'il y a trois fœtus et que l'accumulation excessive du liquide n'existe que dans une poche amniotique !

Il est une autre maladie de l'œuf qui peut donner lieu à un développement rapide et exagéré du ventre, non en rapport avec le terme de la grossesse; c'est la maladie qui porte le nom de *môle vésiculaire, môle hydatique*. Mais son extrême rareté nous dispensera de nous y arrêter longtemps. M. le Professeur Depaul, en effet, constate dans ses leçons de clinique obstétricale, que de 1834 à 1876, pas une femme n'a été délivrée d'une môle hydatique à la Clinique d'accouchements. Du reste cette augmentation rapide du volume du ventre est beaucoup moins constante que dans l'hydramnios, car dans deux observations de Madame Boivin, citées par M. Depaul, c'est le contraire qui eut lieu ; dans l'une, à huit mois l'utérus présentait le volume qu'il a au cinquième mois d'une grossesse fœtale ; dans l'autre au neuvième mois, il n'avait que le volume d'une grossesse de quatre mois. De plus il existerait, pendant presque toute la durée de l'affection de petites pertes rouges alternant avec des pertes aqueuses ; et la terminaison de cette maladie serait toujours précédée, accompagnée ou suivie d'une hémorrhagie, signes qui ne s'observent pas dans l'hydropisie de l'amnios. Enfin contrairement à l'opinion des auteurs qui disent que l'utérus ne présente pas d'inégalités, M. Depaul a vu l'utérus être le siége, dans un cas de môle vésiculaire, de bosselures, principalement sur les parties latérales. Ces bosselures seraient permanentes et n'auraient aucune analogie avec celle qui résultent des déplacements de fœtus. Ces signes et surtout l'issue de quelques vésicules, phénomène du reste très-rare, distingueraient cette affection de l'hydropisie de l'amnios, même si le volume excessif du ventre avait pu faire penser d'abord a cette seconde affection.

Un *kyste de l'ovaire* ne pourrait guère, ce nous semble, être confondu avec une hydropisie de l'amnios. Dans les cas de kystes de l'ovaire, il peut y avoir suppression des règles, mais c'est le seul signe que les deux affections aient de commun. Le développement du ventre dans les cas de kyste n'est pas subit comme dans l'hydramnios ; s'il y a des augmentations notables et brusques, elles coïncident souvent avec une époque menstruelle. Le développement du ventre commence par un des côtés, le plus souvent à droite, et non sur la ligne médiane comme dans l'hydramnios.

La fluctuation qui est bien nette seulement dans les kystes uniloculaires, n'est jamais aussi netté, aussi manifeste que dans l'hydropisie de l'amnios. Enfin il n'y a aucun signe de la grossesse, ni ballottement, ni bruits, ni mouvements fœtaux. S'il y a des troubles du côté de l'utérus, ces troubles consistent uniquement en déviations ou déplacements de cet organe, élévation, abaissement, refoulement vers la symphyse pubienne, antéversion etc. ; mais il est le plus souvent facile de s'assurer que l'utérus est mobile et que sa cavité est libre.

Dans l'*hydrométrie ou hydropisie de la matrice en dehors de l'état de grossesse*, il y a également cessation ou retention des règles ; mais dans la plupart des cas, suivant M. Courty, le volume de l'organe ne dépasse pas celui d'une grossesse au 6e mois, et il n'arrive que lentement à ce développement; d'autre part cette affection ne s'accompagne d'aucun symptôme de la grossesse, sauf la suppression des règles.

L'*hydropisie de la trompe* n'arriverait jamais à un volume qui pût faire songer à une hydramnios.

PRONOSTIC.

L'hydropisie de l'amnios qui est si grave relativement à l'enfant, dit Cazeaux, compromet rarement la vie et même la santé de la mère. Il faut distinguer. Dans la plupart des cas, en effet, les contractions utérines, sollicitées par la distension exagérée de l'utérus, ont déterminé la rupture des membranes et l'expulsion du fœtus avec irruption du liquide, avant que les accidents graves se soient montrés, ou bien avant qu'ils aient eu le temps de mettre la femme en péril imminent.

D'autres fois, les accidents mettant la vie de la femme en danger, les accoucheurs ont rompu les membranes et hâté ainsi l'accouchement qui a presque toujours pour résultat de rendre la femme à la santé. C'est ainsi que l'on peut dire que l'hydramnios n'est pas une affection grave pour la mère. Cependant cette distension exagérée de l'utérus, par le liquide amniotique, expose la mère elle-même à un certain nombre d'accidents que nous devons passer en revue.

Nous devons envisager le pronostic, au point de vue de la mère et au point de vue de l'enfant.

Au point de vue de la mère, il peut survenir des accidents graves pendant la grossesse et pendant l'accouchement.

Pendant la grossesse, nous avons vu qu'il y avait, dans les cas de distension extrème de l'utérus, des symptômes de compression du côté des différents appareils.

Du côté du système circulatoire, on a pu observer des congestions ; du côté de la cavité thoracique la compression peut donner lieu à une dyspnée extrème, à des symptômes asphyxiques qui mettent la vie de la femme en danger, si l'accoucheur n'intervient pas rapidement, (Oulmont, Mercier). De plus ces accidents mettent quelquefois les malades dans un état d'agitation extrème, ou les jettent dans un état de faiblesse, dont elles ne se remettront qu'au bout d'un temps plus ou moins long. Enfin la gène extrème qui est quelquefois le résultat de l'œdème considérable des cuisses, du ventre, l'insomnie qui est dans quelques cas le résultat des douleurs ou de la dyspnée, constituent un danger réel pour la femme.

On a donné, comme accidents pouvant succéder à l'hydramnios, l'éclampsie et la folie puerpérale. Nous n'avons trouvé la première de ces affections notée que dans une observation (Budin). Quant à la seconde nous ne l'avons trouvée mentionnée dans aucune. Enfin l'avortement lui-même, qui est la conséquence presque fatale de l'hy-dramnios, constitue un danger pour la femme.

Parmi les accidents qui peuvent survenir *au moment de l'accouchement*, nous noterons les présentations vicieuses. Il est bien évident que le fœtus étant généralement petit, nageant dans une grande quantité de liquide, il n'y a aucune tendance à l'engagement. La partie qui se présente reste élevée, jusqu'au moment de la rupture des membranes.

Ces conditions doivent être éminemment favorables à une présentation de l'épaule, à la chute d'un membre, à la chute du cordon, (observation de Budin). La chute du cordon a deux chances de se produire : la première, c'est que la partie qui se présente restant élevée, le détroit supérieur n'est pas complètement fermé, et par conséquent le cordon peut trouver plus facilement un passage pour tomber en procidence ; l'autre consiste dans l'irruption brusque d'une grande quantité de liquide qui peut entraîner le cordon au dehors. La même explication est applicable à la chute d'un membre.

L'extrême distension de l'utérus peut avoir pour résultat l'inertie de l'organe, et cette inertie peut être la source de plusieurs accidents. Si elle survient dès le début du travail, celui-ci sera long, pénible, quelquefois extrêmement douloureux ; plus tard, cette inertie peut être la cause d'une hémorrhagie plus ou moins grave (observation de Mme Boivin).

L'hémorrhagie peut encore se produire par un autre mécanisme ; l'utérus se rétractant brusquement au moment où il se trouve débarrassé tout d'un coup d'une grande quantité de liquide, le décollement du placenta se fait brusquement et une hémorrhagie a lieu (observation de M. Guéniot).

La syncope peut être le résultat de cet écoulement

brusque d'une grande quantité de liquide (observation de M. Oulmont).

Enfin R. Lee, cité par Jacquemier, a vu trois cas de mort à la suite d'accidents ayant duré un certain temps.

Au point de vue de l'enfant, l'hydropisie de l'amnios, est un accident extrêmement grave ; en effet ou bien il est expulsé mort de l'utérus, (c'est le cas le plus commun dans les accumulations considérables de liquide), ou bien il meurt peu de temps après la naissance, l'accouchement ayant eu lieu à un terme trop peu avancé de la grossesse. Enfin dans d'autres cas le fœtus est mal conformé, monstrueux, ou bien il est affecté de quelque vice constitutionnel (syphilis). Quant à la mort du fœtus, on l'a attribuée à la compression du placenta par le liquide en excès. Quelle est l'action du liquide sur le placenta ? Comment son accumulation agit-elle pour produire la mort du fœtus ? Outre la compression sur le placenta ne peut-on invoquer, comme le fait remarquer M. Oulmont, la compression que doit subir le fœtus lui-même ? En est-elle même la cause essentielle ? Nous ne saurions le dire.

Enfin si l'enfant est vivant, les mêmes accidents, qui, au moment de l'accouchement pourraient devenir une source de dangers pour la mère (présentations vicieuses, etc.) aggraveraient aussi le pronostic pour l'enfant.

ANATOMIE PATHOLOGIQUE

L'hydropisie de l'amnios n'a pas, à proprement parler, d'anatomie pathologique. Il n'existe pas en effet, dans cette maladie, d'altérations spéciales soit du côté du fœtus, soit du côté de la mère, qui puissent être considérées comme étant constamment la cause ou l'effet de cette affection. Cependant nous ne croyons pas devoir passer ce chapitre sous silence, et nous pensons que c'est ici le lieu de parler des lésions qui ont été trouvées, dans certains cas, sur le placenta et les membranes, du liquide qui constitue l'hydropisie, de l'état du fœtus.

Dans bien des cas, l'examen des membranes a été négligé. Dans d'autres cas, nombreux aussi, cet examen, fait avec soin, n'a fait découvrir aucune altération notable.

Mais, dans une troisième série de faits, cet examen a permis de constater des altérations, le plus souvent de nature inflammatoire. Ces altérations ont consisté le plus souvent en épaississement des membranes, injections capillaires plus ou moins marquées, picté rouge, plaques de coloration rouge foncé, allant quelquefois jusqu'à la teinte ecchymotique, quelquefois même, dépôt plus ou moins abondant et épais de fausses membranes; et cela dans des points variables de la surface interne de la membrane amnios ou sur la face fœtale du placenta.

Dans un cas de Désormeaux et Dubois (Dict. en 30), deux placentas réunis en une seule masse offraient une épaisseur et une solidité remarquables, et ils étaient, disent les auteurs, dans un véritable état d'hypertrophie.

Dans un cas observé par M. Godefroy, le placenta et les membranes présentaient à leur surface interne de larges plaques pseudo-membraneuses. Sur le placenta, elles étaient dures, résistantes, d'un blanc jaunâtre brillant. Sur les membranes elles étaient d'un blanc mat et pultacées.

Dans l'observation de M. Oulmont, on ne trouve qu'un peu d'infiltration sur les bords du placenta, et un peu d'œdème du cordon.

Dans le cas observé par Prévôst chez Grisolle, à Saint-Antoine, la disposition des parties est extrêmement curieuse à étudier; il y avait un seul placenta, et deux poches amniotiques pour trois fœtus. Le placenta était épais et ferme. Les deux poches étaient séparées l'une de l'autre par un caillot volumineux, contenu, lui-même, dans une coque commune d'un millimètre d'épaisseur: et ce caillot était très-adhérent aux faces antérieures des poches et à la partie du placenta sur laquelle il reposait, par des filaments fibrineux blanchâtres ; un des cordons était œdématié.

Ollivier d'Angers a noté l'augmentation d'épaisseur des membranes qui étaient blanchâtres, opaques, villeuses et ressemblaient, dit-il, à du parchemin ramolli et gonflé par l'humidité. La surface fœtale était sillonnée de vaisseaux, injectée par places.

Mercier a noté des altérations absolument analogues, et de plus il y avait dans le cas observé par lui, des sortes de fausses membranes.

Les mêmes altérations ont été décrites par le Dr Saintex ; de plus le placenta était d'une coloration livide foncée à la coupe, et le cordon lisse, un peu augmenté de volume, et légèrement infiltré de sérosité sanguinolente.

Dans un cas observé par MM. Niderkorn, Chantreuil et Guéniot, en ville, puis par M. le professeur Depaul à la Clinique, l'anatomie pathologique fut encore bien plus curieuse. L'hydropisie de l'amnios compliquait une grossesse extra utérine. De plus il existait une tumeur du volume d'un enfant de dix ans environ, tumeur sphérique, située dans l'excavation pelvienne qu'elle débordait beaucoup par en haut. Cette tumeur n'était autre que le placenta, très-gorgé de sang et devenu le siége de couches fibrineuses, stratifiées à la périphérie, comme dans certains anévrysmes, et renfermant au centre de gros caillots sanguins. Cette tumeur qui était implantée au devant de l'utérus, à droite, sur le ligament large et l'ovaire du côté droit, donnait insertion au cordon.

Le *liquide* que l'on trouve dans l'hydropisie de l'amnios, est en tout analogue au liquide amniotique normal ; même consistance, même coloration, même composition. Si dans certains cas on l'a trouvé coloré en jaune, ou en brun ou en rose jaunâtre, s'il a présenté dans quelques observations

une odeur infecte, cela ne nous paraît point tenir à l'affection qui nous occupe, car dans les grossesses les plus normales, il peut être teint par le méconium, par du sang;
et son odeur nauséabonde dépendait uniquement dans ces
cas de la putréfaction du fœtus.

Quant à son abondance, elle est extrêmement variable;
depuis cette faible augmentation qui constitue à peine un
premier degré d'hydropisie et qui passant inaperçue jusqu'à l'accouchement, parce qu'elle ne détermine aucun accident du côté de la mère ou de l'enfant, n'est révélée qu'au
moment de la rupture des membranes, jusqu'à cette accumulation énorme dont parle Noël Dumarais, entre ces
deux extrêmes, disons-nous, on trouve notés tous les degré dans la quantité du liquide amniotique.

On trouve mentionnée partout cette observation de deLa-
Motte, dans laquelle il est dit qu'une femme, au moment de
l'accouchement « vuida une si grande quantité d'eau, que
la chambre en fut non-seulement inondée, mais qu'elle
coulait à ruisseau sur l'escalier. »

Souvent ce liquide s'écoule en une seule fois au moment
de la rupture des membranes. Dans le cas observé par
Pelletan, il s'en écoula huit pintes d'un jaune verdâtre,

D'autres fois l'écoulement se fait plus lentement et dure
des heures (Mᵉ Boivin).

Enfin il arrive souvent qu'au moment de la rupture des
membranes il s'écoule une grande quantité de liquide, 3 ou
4 litres (Godefroy), 7 litres (Oulmont); puis au moment de
l'expulsion du fœtus, il s'écoule encore un flot de liquide.

Dans l'observation de M. Golay interne à Baujon, il
s'écoula une quantité de liquide évaluée à plusieurs litres,
au moment de la rupture des membranes, qui eut lieu le
soir, et pendant la nuit la femme perdit encore de l'eau à
plusieurs reprises. Mercier a vu 12 litres de liquide, qui mi-
rent deux heures à s'écouler.

Baudeloque en a vu une fois 14 à 15 pintes, une autre fois 13 à 14 pintes.

Chez une autre femme, citée par le même auteur une ponction pratiquée quinze jours avant l'accouchement donna issue à 12 litres de liquide, ce qui n'empêcha pas qu'au moment de l'accouchement, il s'en écoulât encore 30 à 40 livres.

Dans le cas d'hydramnios compliquant une grossesse extra-utérine, dont nous avons déjà parlé, il s'écoula du vivant de la femme 1700 grammes environ de liquide à la suite d'une ponction, et à l'autopsie on trouva encore 2500 grammes dans le kyste ; ce qui porte la quantité totale à plus de 4 litres.

Ces quantités qui peuvent paraître tout d'abord prodigieuses, ne sauraient cependant être mises en doute ; car elles ont été observées par les hommes les plus distingués et les plus dignes de foi. M. Tarnier nous a dit avoir accouché une femme qui rendit au moins 20 litres d'eau ; et M. Depaul vit chez une de ses clientes un écoulement qu'il évalua à au moins deux seaux.

D'où vient ce liquide ? La source est évidemment la même que celle du liquide amniotique normal. Est-il secrété par la membrane amniotique elle-même, soit par une sorte d'hypersécrétion irritative, soit par un obstacle mécanique au cours du sang veineux, comme le pensait Godefroy ?

Mais comme le fait remarquer M. Robin, à propos du liquide amniotique normal, il est peu probable que ce liquide soit exhalé par l'amnios, membrane purement épithéliale, d'un autre côté les observations dans lesquelles on a vu les lochies remplacées, au moins pendant un certain temps, par un écoulement purement séreux parfois très abondant, (M. Tarnier) pourrait faire penser que l'utérus lui-même n'est pas complétement étranger à cette sécrétion. Nous ne faisons que poser ici la question, n'ayant aucun document, ni autorité pour la résoudre.

Du côté de la mère nous devrons encore noter, dans l'anatomie pathologique les œdèmes du tissu cellulaire.

L'enfant, est le plus souvent chétif, petit.

Il est souvent macéré ; quelquefois infiltré de sérosité brunâtre, n'ayant plus forme humaine.

Suivant les auteurs du dictionnaire en 30 vol. lorsque la mort du fœtus et l'hydropisie surviennent dans les premiers mois de la grossesse, le cadavre du fœtus peut tomber en déliquium et disparaître dans le liquide, ou bien il peut se durcir, se momifier pour ainsi dire, et se conserver ainsi pendant longtemps.

Enfin on pourrait faire rentrer dans l'anatomie pathologique du fœtus tous les vices de conformation, à peu près toutes les monstruosités, car nous verrons, à propos de l'étiologie, que très-souvent, on a noté la coïncidence de l'hydramnios avec des vices de conformation du fœtus.

ETIOLOGIE.

L'étiologie de l'hydramnios est la partie la plus obscure de l'histoire de cette affection. Si l'on a noté la coïncidence de l'hydropisie de l'amnios avec un grand nombre d'affections chez la mère ou chez le fœtus, il s'en faut de beaucoup qu'on puisse établir une relation bien certaine de cause à effet entre celles-ci et celle-là.

Tout d'abord, on conçoit que l'hydramnios peut survenir sous l'influence d'une cause générale absolument comme des épanchements se produisent dans les plèvres ou le péritoine sous l'influence des mêmes causes. Mais le plus souvent l'hydramnios est indépendante de l'anasarque ; et si elle se voit souvent avec des œdèmes très-marqués du tissu cellulaire des membres inférieurs et des parois abdomina-

les, ces œdèmes sont secondaires et produits par la gêne
que détermine dans la circulation sous-diaphragmatique
l'énorme distension de l'utérus.

Cette affection peut se voir chez toutes les femmes grosses quel que soit leur âge ; mais elle ne se voit pas avec une
égale fréquence chez les multipares et les primipares ; elle est
rare en effet à une première grossesse. M. Oulmont ne l'a
notée que deux fois sur 14 cas d'hydramnios.

Les multipares semblent donc y être beaucoup plus ex-
posées que les primipares. D'après les observations, il nous
a paru que c'était surtout à une troisième ou une quatrième
grossesse que la maladie s'était le plus souvent développée.

D'un autre côté, on l'a vue se reproduire dans plusieurs
grossesses successives (observations de Desormaux et Dubois,
de M. Fournier). Y aurait-il là une prédisposition indivi-
duelle tenant à une condition morbide de l'œuf existant
primitivement dans l'ovaire (Burns) ; ou bien n'est ce pas
plutôt parce que la cause, qui existait déjà à la première
grossesse, continue son action sur les grossesses suivantes
(pléthore, syphilis)?

Les auteurs des mémoires qui ont été publiés sur ce sujet ont encore remarqué que l'hydramnios était fréquente
relativement dans les grossesses doubles. Ainsi sur 14 cas
dans lesquels il y avait complication d'hydramnios, M. Oulmont a noté 7 grossesses gémellaires ; sur 28 cas, Dubuisset
l'a notée 15 fois. Dans le cas observé chez Grisolle à Saint-
Antoine, il y avait trois fœtus.

En tenant compté de la rareté des grossesses doubles et surtout des grossesses triples relativement aux grossesses simples d'une part ; en tenant également compte de la rareté de
l'hydramnios d'autre part, il est difficile de ne voir qu'une
simple coïncidence entre ces deux ordres de faits ; il doit y
avoir là une relation de cause à effet. Mais comment agit la
présence dans la cavité amniotique de deux fœtus ou de

trois fœtus pour déterminer l'hydropisie, voilà ce qu'il est difficile d'expliquer.

Les coups, les chutes sur le ventre paraissent pouvoir jouer un certain rôle dans le développement de l'amnios. Dans l'observation de Mercier, une femme, jusque-là bien portante, est pressée et renversée par la foule dans une fête et, dès les jours suivants, les symptômes de l'hydramnios apparaissent. Dans l'observation de Godefroy, la femme avait fait une chute sur le ventre et c'est immédiatement après qu'ont paru les signes de cette complication. Enfin, dans le cas rapporté par Brachet, la femme avait reçu un coup de pied dans le bas-ventre au troisième mois de sa grossesse.

Certainement nous ne pensons pas que ce soit là une cause bien importante de l'hydramnios; car bien des femmes font des chutes ou se heurtent pendant leur grossesse et parmi celles-ci bien peu sont atteintes de cette complication: mais nous ne croyons pas impossible que cette cause détermine du côté de l'œuf ou de l'utérus, quelque lésion qui, consécutivement, donne lieu à l'hydramnios. Baudeloque a signalé les efforts, M. Oulmont les fatigues, les chagrins, une vive émotion: nous croyons ces causes encore moins sérieuses que les précédentes.

Dans une observation, les accidents ont apparu à la suite de l'ingestion d'une grande quantité d'eau froide; dans une autre à la suite de l'impression de l'eau froide sur les membres inférieurs (Mericer, Dubuisset). Nous serions disposé à accorder plus de valeur à ces causes, en comparant ce qui se passe dans ce cas là, aux anasarques que l'on a vues survenir dans des conditions analogues. Ces cas sont cependant trop rares pour qu'on puisse attacher une grande importance à cette étiologie.

La pléthore a paru exercer une influence manifeste sur le développement de l'hydramnios dans le cas de Desormaux, mais c'est encore là un cas isolé, dont il est difficile de tirer parti

L'aménorrhée, des fausses couches antérieures, auraient-elles une certaine influence sur le développement de l'affection qui nous occupe? Rien ne peut nous le faire supposer, bien que nous trouvions cela noté, comme antécédents, dans plusieurs observations (Pelletan).

Le tempéramment lymphatique a été encore signalé par tous les auteurs comme une cause d'hydramnios; nous n'avons pas de fait qui nous permette de nous prononcer pour ou contre.

Il n'en est plus de même de la *syphilis*. Relativement au nombre assez restreint des cas d'hydramnios, nous trouvons un nombre assez considérable d'observations, dans lesquelles, on a pu noter l'existence de la syphilis chez la mère, ou dans lesquelles, lorsque la syphilis n'avait pas été recherchée ou reconnue chez la mère, avant l'accouchement, on a noté chez l'enfant des lésions syphilitiques (pemphigus). Certainement les cas dans lesquels on a trouvé la syphilis ne sont pas tous des cas à accidents graves, tels qu'on en trouve des exemples dans quelques observations; mais, dans tous, l'augmentation du liquide amniotique a été très-évidente. D'autre part si l'hydramnios était une affection commune, nous ne tiendrions pas grand compte de la coexistence de la syphilis; mais étant donnés les deux termes de la question ainsi posée : rareté de l'hydramnios, fréquence de la syphilis avec l'hydramnios à un degré plus ou moins marqué; nous ne pouvons nous empêcher de supposer une relation de cause à effet entre ces deux affections. Du reste ce n'est pas d'aujourd'hui que ce rapprochement a été fait. Burns (1839) en parlant de la maladie qui nous occupe dit : « Quelque condition particulière du côté des parents la produit dans certains cas; par exemple elle peut se lier à une infection syphilitique existant chez le père et la mère. »

Merrimann et Lee ont aussi donné la syphilis comme cause de l'hydramnios. Déjà dans l'historique nous avons parlé de la petite note dans laquelle M. A. Fournier dit avoir observé la complication d'hydramnios chez plusieurs femmes grosses, atteintes de syphilis. Depuis, M. Fournier a bien voulu nous communiquer deux de ces observations; l'une, surtout, présente un intérêt tout particulier. La femme qui en fait l'objet contracte la syphilis de son mari, après 18 mois de mariage; elle est traitée sans qu'on puisse préciser quel traitement a été suivi, puis elle a une première grossesse normale; mais une seconde est compliquée d'hydramnios, une troisième également, c'est alors qu'elle suit un traitement sous la direction de M. Fournier. Depuis elle redevient enceinte deux fois, et ces deux grossesses sont normales. L'hydramnios semblerait ici avoir été justiciable du traitement spécifique au même titre qu'un accident syphilitique. Le Dr Bourgarel a publié dans les *Archives de médecine navale*, un cas ou l'hydramnios s'est également développée chez une femme syphilitique.

Preel cite deux cas du même genre, observés à la clinique du professeur Depaul. Dans trois cas qui nous ont été communiqués par M. le Dr Pinard, il y eut également coïncidence de la syphilis, avec une quantité anormale de liquide amniotique. Dans une observation que nous devons à l'obligeance de M. le Dr Guéniot, on a noté également un écoulement considérable de liquide chez une femme qui avait eu des accidents syphilitiques et dont l'enfant présenta du pemphigus à la naissance. De tous ces faits, nous croyons pouvoir conclure que l'hydramnios paraît, dans un certain nombre de cas, liée à la syphilis.

Les maladies de l'œuf semblent aussi avoir une influence assez marquée sur certains cas d'hydramnios. Il nous semble en effet raisonnable de rattacher le développement de l'hydropisie aux lésions inflammatoires du placenta et

Guillemet.   4

des membranes dans les cas cités par Mercier, Ollivier d'Angers, Saintex. Mais celui-ci a eu tort, à notre sens, de vouloir rattacher toujours cette affection à l'inflammation des membranes, à l'amniotite, absolument comme on aurait tort de vouloir la rattacher toujours à la syphilis.

Il n'y a pas que les lésions inflammatoires qui semblent pouvoir déterminer l'hydramnios. Dans un certain nombre d'observations, on a décrit des tumeurs développées, soit dans le placenta, soit entre les cloisons de séparation de deux cavités amniotiques, dans les cas de grossesses multiples (Prévost, Oulmont), tumeurs formées le plus souvent par des épanchements sanguins enkystés, hématomes du placenta par exemple (Guéniot). Sans pouvoir expliquer au juste comment ces altérations ont pu agir sur le développement de l'hydropisie, nous croyons cependant qu'elles peuvent en être le point de départ ; peut-être est-ce en apportant un obstacle à la circulation placentaire ?

Enfin il est un autre ordre de faits tenant au fœtus lui-même, et qui paraît avoir une grande importance au point de vue du développement de l'hydramnios ; nous voulons parler des *malformations fœtales et des monstruosités.* Ici tout le monde est d'accord pour admettre l'extrême fréquence des deux choses réunies, hydramnios et malformations fœtales. Burns faisait remarquer que « l'hydramnios est une maladie de l'œuf et non pas de la mère, car le fœtus lui-même est souvent mal conformé. » Et il ajoute : « on peut considérer cette affection (hydramnios) comme une espèce de conception monstrueuse. » Toutes les malformations possibles ont été vues probablement avec de l'hydramnios ; mais les plus fréquentes sont sans contredit celles qui portent sur le système cérebro-rachidien et en particulier l'hydrocéphalie et le spina-bifida. Les malformations cérébro-rachidiennes ne sont pas lse seules que l'on observe dans ces cas ; on a observé des becs-delièvre, des pieds bots, des mains botes mêmes, des adhérences vicieuses entre les membres et le tronc, des contractures musculaires. Vigla cite un cas d'anencéphalie dans les *Archives générales de médecine*. Otto, de Breslau, dans son ouvrage intitulé : *Monstrorum sexcentorum descriptio anatomica*, cite trois cas d'hémiacéphalie et un d'hydrocéphalie avec spina-bifida coïncidant avec une grande abondance du liquide amniotique; et, quoique dans ses observations on ne trouve pas le mot hydropisie, nous nous croyons autorisé à faire rentrer ces quatre cas dans notre sujet, comme monstruosités avec hydramnios; car il a bien soin de noter la grande quantité de liquide, ce qui n'existait pas dans les autres observations de monstruosités contenues dans le même ouvrage.

Dans le cas que nous avons déjà cité de M. Tarnier, où la femme rendit peut-être 20 litres de liquide, l'enfant était hydrocéphale. Dans un cas dont nous devons l'observation à M. Guéniot, l'enfant était anencéphale; dans un autre observé par M. Golay, interne des hôpitaux, le fœtus était un type de monstre janiceps. Enfin dans un cas dont nous devons la relation au D\u1d63 Budin, ancien interne de la Maternité, l'enfant avait les deux mains botes, le radius faisait complètement défaut de chaque côté, enfin il y avait une imperforation de l'anus.

D'autres fois l'hydropisie porte sur d'autres organes du fœtus, c'est ainsi qu'on a noté la coïncidence assez fréquente de l'ascite du fœtus avec l'hydramnios.

Quels rapports y a-t-il, maintenant, entre ces formations fatales et l'hydramnios? les unes sont-elles la conséquence ou la cause de l'autre, ou sont-elles toutes deux le résultat d'une cause commune? voilà ce qu'on ne saurait dire.

TRAITEMENT

Nous avons vu que dans un grand nombre de cas, le développement de l'hydropisie pouvait être peu marqué et n'occasionner aucun trouble du côté de la mère ou de l'enfant ; ces cas ne donnent lieu à aucune indication au point de vue du traitement. Le plus souvent, en effet, la grossesse suit alors son cours normal ou à peu près et l'accouchement a lieu à terme.

Dans d'autres cas, au contraire, lorsqu'il survient des accidents graves, lesquels compromettent la vie de la femme, il y a lieu d'agir et quelquefois d'agir énergiquement.

Suivant la méthode employée, le traitement peut être divisé en médical et en chirurgical.

Le traitement *médical*, n'a été le plus souvent, que palliatif. On a esssayé de combattre l'hydropisie de l'amnios comme les autres hydropisies, et dans ce but on a eu recours aux diurétiques, aux purgatifs, et à la diète sèche. Nous n'avons pas vu dans les observations où il est dit qu'on a eu recours à ce mode de traitement, qu'on en ait obtenu le moindre succès. Burns (Jonh Burns, Traité d'accouchement, 1839) a conseillé les bains froids ; il n'a cité aucun fait à l'appui de sa méthode, et nous doutons qu'il ait obtenu un meilleur résultat qu'avec les moyens précé-dents. Peut-être, cependant, ce moyen pourrait-il être indi-qué dans les cas ou l'hydropisie paraîtrait résulter d'une phlegmasie. Les opiacés, le sulfate de quinine n'agiraient évidemment que contre des symptômes particuliers, mais n'auraient aucune action sur l'épanchement lui-même. C'est ainsi qu'on pourrait y avoir recours dans les cas de douleurs violentes, de frissons survenant par accès ; et en-core faudrait-il se garder d'administrer l'opium dans les cas où il y aurait lieu de désirer l'apparition des contractions

utérines et un prompt travail, puisque cette médication serait
de nature à les retarder.

On a conseillé également les émissions sanguines générales et locales, saignées et applications de sangsues sur
l'abdomen. Nous n'avons pas trouvé de fait relatif aux
émissions sanguines locales, mais dans certains cas où
l'hydropisie de l'amnios paraissait liée à une pléthore, la
saignée a paru donner de bons résultats. C'est ainsi que
les auteurs du dictionnaire en 30, citent le cas d'une
femme épileptique qui présenta sur six grossesses consécutives la complication d'hydramnios cinq fois; pendant la
première grossesse elle ne fut pas saignée et avorta à cinq
mois; pendant la seconde, elle fut saignée plusieurs fois,
et l'avortement n'eut lieu que du sixième au septième mois;
pendant la troisième grossesse on insista sur les saignées,
et la grossesse se prolongea jusqu'au neuvième mois, *sans
hydramnios*; pendant la quatrième, pas de saignées, avortement au sixième mois; enfin pendant la cinquième grossesse la saignée fut prodiguée (c'est l'expression employée
dans l'observation) et l'accouchement eut lieu à terme.

Dans ce cas, la saignée paraît bien avoir eu une influence
favorable. Malheureusement ce cas est isolé. Cependant
nous croyons qu'en face d'une hydropisie de l'amnios,
débutant par des symptômes plegmasiques bien francs,
chez une femme manifestement pléthorique, on serait
autorisé à essayer ce mode de traitement, avec prudence
bien entendu, plutôt que d'attendre que des accidents
graves nécessitent un accouchement prématuré.

Enfin nous avons vu dans l'étiologie, que dans certains cas, l'hydropisie de l'amnios paraissait liée à la
syphilis (MM. Fournier, Pinard). Dans ces cas, peut-être
pourrait-on essayer le traitement spécifique; et ce serait
certes un grand succès déjà si on voyait la maladie sinon
rétrograder, du moins ne pas faire de progrès et ne pas

faire craindre, par conséquent, un avortement ou un accouchement prématuré.

Mais si l'épanchement augmentant rapidement, le volume du ventre devenait extrêmement considérable, de façon à produire des accidents menaçants, il faudrait avoir recours à un traitement chirurgical, à moins que l'utérus ne se contractant énergiquement, on puisse espérer une terminaison naturelle et rapide de la maladie, par l'expulsion du liquide et du produit de la conception.

Mais ici tous les accoucheurs ne sont pas d'accord.

Les uns ont conseillé de déterminer purement et simplement l'accouchement prématuré, en rompant les membranes. L'utérus pouvant alors revenir sur lui-même, l'accouchement se terminerait par les seules forces de la nature, ou bien on pourrait, dans les cas d'inertie, avoir recours aux moyens ordinaires (forceps).

D'autres ont conseillé la ponction de la matrice hydropique ; mais, même parmi ces derniers, tous n'ont pas pratiqué cette ponction de la même manière ; les uns, avec Camper, Scarpa, Noël Dumarais, etc., ont conseillé de faire la ponction à travers la paroi abdominale, entre l'ombilic et le pubis.

Suivant Baudelocque, il serait préférable de la pratiquer par le vagin et au voisinage de l'orifice de l'utérus.

A-t-on pu par ce procédé vider la matrice d'une partie du liquide en excès et permettre à la grossesse de suivre son cours ? Nous ne le croyons pas. La ponction hypogastrique a été pratiquée plusieurs fois, mais par erreur de diagnostic ; dans ces cas, on a cru avoir affaire à une ascite compliquant une grossesse et le trocart, qu'on croyait porter dans la cavité péritonéale, a plongé dans la cavité utérine.

Et, quand on citerait un cas ou deux où la ponction ainsi pratiquée n'a pas empêché la grossesse d'arriver à terme, nous ne croyons pas que cela suffise pour encourager à suivre cette méthode.

Le plus souvent, en effet, la ponction, qu'elle soit pratiquée par la région hypogastrique ou par le vagin à travers le segment inférieur, détermine l'avortement comme la rupture des membranes, et, de plus, elle offre des dangers que celle-ci ne présente pas. Nous croyons donc, avec Cazeaux, qu'on ne devrait avoir recours à la ponction que dans les cas où, le col étant absolument oblitéré, on ne pourrait pas arriver sur les membranes par la voie ordinaire; et dans ce cas, ce serait à la ponction par le vagin qu'on devrait donner la préférence.

Tel est du reste l'avis de Dubois dans l'article du dictionnaire. Il engage à se borner, si l'orifice est perméable, à rompre les membranes.

Mais cette rupture n'a pas toujours été faite de la même manière. Ici encore on a essayé de ne vider qu'une partie de l'utérus afin de permettre à la grossesse de suivre son cours. Guillemot, en particulier, se fondant sur une observation dans laquelle, une erreur de diagnostic ayant été faite, on avait ponctionné, comme nous le disions plus haut, l'utérus hydropique, croyant avoir affaire à une ascite, ce qui avait amené une diminution de la tension du ventre et un soulagement de la malade (ce qui n'empêcha pas l'avortement d'avoir lieu 15 jours après); Guillemot, disons-nous, conseilla, non pas la ponction de l'utérus, mais la ponction des membranes en un point assez éloigné du col pour que le liquide puisse ne s'écouler que peu à peu; il espérait que, par ce procédé, on pourrait, par une ou plusieurs ponctions, évacuer une partie du liquide. Mais outre que cette ponction des membranes en un point élevé de l'utérus ne doit pas être toujours une chose facilement réalisable, il nous semble qu'elle amènerait l'avortement aussi fatalement que la rupture pure et simple des membranes.

Ce dernier moyen nous paraît donc le plus sage et c'est, croyons-nous, celui auquel ont recours nos maîtres aujourd'hui. Mais ce procédé offre lui-même un danger. Au moment, en effet, où les membranes sont rompues, le liquide, si sa quantité est considérable, s'écoule à flots, et alors il peut se faire une procidence du cordon ou d'un membre ; ou bien l'utérus, revenant rapidement sur lui-même, il peut survenir un décollement brusque du placenta et une hémorrhagie; ou bien enfin la femme peut être prise d'une syncope. On a donc cherché à éviter ces accidents en ne faisant écouler le liquide que graduellement. Pour cela, on a conseillé différents procédés : les uns ont conseillé d'attaquer les membranes avec un stylet ou une sonde, de façon à ne faire qu'une très-petite ouverture. Mais au moment où le liquide fait irruption, cette ouverture augmente brusquement, les membranes, déjà entamées, cédant facilement sous la pression du liquide. D'autres ont conseillé de faire la déchirure aux membranes avec le doigt et de laisser le doigt dans l'ouverture; mais cela n'empêche pas le liquide de faire brusquement irruption en masse. Dans le cas qu'il rapporte dans son mémoire, M. Oulmont, immédiatement après la rupture des membranes, introduisit la main dans le vagin, de façon à former une sorte de bouchon qu'il retirait de temps en temps pour donner issue à une partie du liquide. De cette manière on doit en effet pouvoir obvier en partie aux inconvénients d'une issue trop considérable et trop brusque de liquide. Mais il vaudrait mieux pouvoir fermer l'orifice vulvaire en même temps que l'on ferait la ponction aux membranes, de façon à être maître, autant que possible, du jet de liquide, dès que celui-ci se produirait. Dans ces cas, M. Tarnier nous a dit opérer de la façon suivante : Il porte l'index jusque sur la poche des eaux ; en même temps, les autres doigts fermés dans la paume de la main, viennent s'appliquer, le plus exactement possible, sur l'orifice vulvaire. Au moment d'une contraction, les membranes tendues viennent se rompre sur l'ongle de l'index, ou bien on les ouvre avec l'ongle ; à ce moment, au lieu de retirer la main, on la pousse au contraire contre l'orifice vulvaire en fonçant, pour ainsi dire, vers le vagin. De cette manière on obtiendrait une fermeture presque parfaite, s'opposant à l'issue du liquide. Seulement il faut bien s'attendre à recevoir sur la main la pression du liquide tendant à s'échapper ; et au moment où arrive le flot, il faut bien se garder de retirer la main, ce qu'on est toujours tenté de faire.

Ainsi, pour nous, ce qui nous paraît le plus sage, c'est d'avoir recours à la rupture des membranes, dans tous les cas où elle est possible ; et ce sont de beaucoup les plus communs, car parmi toutes les observations que nous avons parcourues, nous n'avons pas trouvé un seul cas où il y ait eu oblitératien du col, cette oblitération étant, on le sait, extrêmement rare.

Mais la rupture des membranes détermine fatalement l'avortement ou l'accouchement prématuré. Une question très-importante se pose donc ici. Quand et à quel moment doit-on intervenir ?

Evidemment on ne doit songer à provoquer l'avortement ou l'accouchement prématuré que si les accidents causés par l'accumulation du liquide deviennent très-menaçants. Mercier, Duclos, R. Lee, dans les observations qu'ils rapportent, ne perforèrent les membranes que lorsque la femme était déjà en danger imminent ; Velpeau, P. Dubois, Jacquemier, Cazeaux, regardent également l'accouchement prématuré comme une ressource à laquelle il ne faut avoir recours que dans les cas extrêmes. Cependant, comme dit M. Oulmont, dans son mémoire, il y aurait peut-être lieu, dans certains cas, de ne pas attendre à la dernière extrémité. Si la grossesse n'est pas arrivée à un terme assez avancé pour que le fœtus soit viable, il faut évidement attendre le plus longtemps possible, dans l'espoir que, malgré le développement du ventre, malgré les souffrances de la mère, la grossesse arrivera à ce terme; c'est alors qu'on pourra avoir recours au traitement médical dont nous parlions plus haut.

Mais si, au moment où les accidents s'aggravent, la grossesse est déjà arrivée à un terme qui puisse faire espérer que l'enfant vivra, si on détermine de suite l'accouchement, peut-être y aurait-il lieu alors de ne pas attendre des symptômes plus alarmants, et de déterminer l'accouchement en ponctionnant les membranes. En agissanr ainsi, on éviterait à coup sûr à la mère des douleurs excessives et des accidents graves qui ont quelquefois amené la mort, comme dans les observations de R. Lee; et d'autre part, on éloignerait peut-être les causes de la mort de l'enfant, car dans presque toutes les observations, les signes de la vie de l'enfant n'ont disparu que lorsque les accidents avaient duré un temps trop long. Du reste nous ne posons point ceci en règle, n'ayant point compétence pour cela, nous ne faisons que rappeler une opinion émise par M. Oulmont dans son mémoire, opinion qui nous paraît parfaitement juste.

OBSERVATIONS

Obs. I. — Hydropisie de l'amnios. Accidents graves survenus au septième mois de la grossesse. Ponction des membranes. Avortement. — Guérison (extraite du mémoire de M. Oulmont.)

Mme X..., âgée de 33 ans, délicate, blonde, d'un tempérament lymphatique, fit appeler M. Oulmont dans le courant du mois de juin 1848.

Elle était réglée depuis l'âge de 15 ans; mariée à 18 ans, elle devint enceinte après trois mois de mariage, et avorta au troisième mois, à la suite d'une métrorrhagie. A 24 ans, nouvelle grossesse et fausse couche à sept mois, malgré de grandes précautions. A 29 ans, nouvelle grossesse et avortement à la suite d'imprudences.

Elle redevient enceinte pour la quatrième fois, en avril 1848. Pendant les deux premiers mois, nausées et quelques vomissements muqueux.

En juillet, le ventre est déjà beaucoup plus volumineux qu'il ne l'est à deux mois et demi de grossesse.

Dans les premiers jours d'octobre, elle se fatigue beaucoup à l'occasion d'un délogement.

Le 19 octobre, elle est prise de douleurs siégeant à la région lombaire et s'irradiant jusqu'à l'hypogastre. Ces douleurs étaient continues, mais offraient, à intervalles irréguliers, des exacerbations pendant lesquelles le ventre ne devenait ni plus dur, ni plus tendu.

L'abdomen avait presque le volume d'une grossesse à terme. Il était assez mou et dépressible; la pression ne déterminait de douleurs qu'à l'hypogastre. Au toucher, le col était mou, assez large; son orifice externe était un peu ouvert. Il n'y avait aucune saillie du segment inférieur et aucun écoulement par le vagin; point de fièvre, la peau était fraîche, le pouls à 80. On prescrivit immédiatement une potion opiacée et un lavement avec dix gouttes de laudanum, à répéter, si le premier ne procurait pas de soulagement.

Nuit assez calme. Le lendemain les douleurs reprenaient avec une nouvelle intensité et persistèrent sans discontinuer, jusqu'au 26, en offrant les exacerbations déjà notées.

Dès le 23, le ventre avait sensiblement augmenté de volume, et était devenu assez dur et tendu. La percussion, qui était douloureuse, donna une matité complète de tout l'abdomen jusqu'à trois travers de doigt de l'appendice xyphoïde du sternum, et, dès ce jour, on perçut dans tous les points de l'abdomen une fluctuation si manifeste et tellement superficielle, qu'on se demanda s'il n'y avait pas là une ascite.

Le toucher ne montrait aucune modification du côté du col. Le segment inférieur était dilaté, aminci. On produisait très-facilement le ballottement. La mère ne sentait que très-obscurément les mouvements de l'enfant.

Les jours suivants, continuation des douleurs.

Le 26, douleurs extrêmement violentes, siégeant toujours à la région lombaire et s'irradiant de là à l'hypogastre et dans tout l'abdomen. Toutes les cinq minutes, il survenait une exacerbation pendant laquelle la tumeur abdominale offrait plus de tension et de dureté. La malade est prise d'une toux fréquente et douloureuse avec dyspnée assez forte. La peau devient chaude et sèche, le pouls est assez dur, à 104 ; appétit nul, soif, constipation opiniâtre, urines rares.

M. Danyau appelé alors en consultation trouve le col encore assez long et un peu ouvert. Il conseille une saignée de 250 grammes, une potion avec 15 grammes d'huile de ricin, des bains, des lavements laudanisés.

La nuit fut assez calme après la saignée. Mais à 4 heures du matin il survint de nouvelles douleurs très-violentes, continues avec exacerbations.

Le 27, le ventre était énorme, la peau lisse, violacée, luisante. La forme du ventre était devenue très-irrégulière. Il existait à la partie supérieure deux saillies considérables, arrondies, séparées par une dépression médiane, et qui donnaient au ventre l'aspect de la base d'un cœur de carte à jouer. Fièvre continue, dyspnée assez marquée

Le 28, les jambes commencent à s'infiltrer.

Le 29, les symptômes graves s'accentuent. Insomnie complète. Exsudation couenneuse blanchâtre sur l'arrière gorge et sur la voûte palatine. Langue couverte d'un enduit sale et épais. On prescrit un gargarisme boraté.

Le 30, on posa la question de la ponction des membranes, en raison de l'aggravation des symptômes.

Le 3 novembre, M. Velpeau fut appelé en consultation.

Le ventre avait acquis un développement et une tension tels qu'il semblait ne plus pouvoir augmenter sans se rompre. A la mensuration dans le point le plus développé, on trouva la circonférence de

110 centimètres. Il était devenu douloureux au moindre attouchement, dans toute son étendue.

Les douleurs spontanées existaient toujours avec une grande violence, interrompues pourtant par des exacerbations plus caracté-
risées. Les douleurs avaient surtout pour siége les régions lombaires
et pubiennes. La malade ne pouvait plus rester au lit. Elle passait
ses journées sur un fauteuil. Les jambes étaient œdématiées. Les
exsudations de la bouche avaient disparu; la fièvre continuait. Le
travail n'avait fait aucun progrès, le col n'était ni effacé, ni dilaté.
M. Velpeau, regardant la ponction des membranes comme une ressource extrême, conseilla d'abord du sulfate de quinine et des fric-
tions mercurielles.

Le lendemain, les douleurs continuent, mais prennent un caractère
intermittent plus tranché; elles reviennent sous forme de crises
extrêmement vives et douloureuses.

Le 6 novembre, la nuit avait été comme d'habitude agitée, sans
sommeil; à 9 heures du matin, les exacerbations que la malade ap-
pelait des crises, augmentèrent d'intensité, se rapprochèrent et de-
vinrent presque continues. La malade ne savait quelle position
prendre; elle était tombée dans un état d'agitation nerveuse inexpri-
mable. Le ventre, devenu monstrueux, était dur et douloureux dans
toute son étendue; mêmes symptômes graves que les jours précé-
dents.

Le toucher fit reconnaître que le travail était commencé, le col
utérin était presque effacé, mais l'orifice n'était pas assez ouvert pour
permettre d'arriver jusqu'aux membranes. Celles-ci distendaient fortement le segment inférieur qui faisait saillie dans le vagin.

A 3 heures, M. Velpeau se mit en devoir de ponctionner les membranes. Il introduisit dans l'intérieur de l'utérus une sonde d'homme.
Une pression un peu forte perfora les membranes, et il s'écoula environ 6 à 7 litres d'un liquide brunâtre.

La sonde fut retirée, et M. Oulmont introduisit immédiatement la
main dans le vagin, afin d'empêcher une nouvelle sortie trop brusque
du liquide. Il donna issue à quelques parties du liquide, en retirant de
temps en temps la main qui remplissait l'office d'un bouchon. Au
bout d'un quart d'heure, il sentit sous les doigts la tête du fœtu
qu'il put extraire très-facilement.

Après la sortie du fœtus, il sortit encore environ deux litres de liquide. Cinq minutes après l'expulsion du fœtus, la délivrance se fit
avec facilité.

Pendant ces opérations, il ne s'écoula qu'une très-petite quantité de sang.

L'utérus revint immédiatement sur lui-même.

Dans la soirée, l'état général était devenu excellent, la fièvre avait disparu, la peau était fraîche et le pouls était tombée à 80.

Les suites de couches furent normales. Seulement la région utérine resta douloureuse pendant près de quatre semaines.

Le fœtus était mort et paraissait avoir 5 à 6 mois.

Il s'était écoulé environ 10 à 12 litres de liquide qui offrait une teinte brunâtre; il n'était ni trouble, ni floconneux. Rien d'anormal sur les membranes et le placenta, si ce n'est un peu d'œdème du cordon et un peu d'infiltration sur les bords du gâteau placentaire.

Nous avons reproduit ici cette observation parce que c'est peut-être la plus complète que nous ayons trouvée et qu'elle représente un cas type d'hydropisie de l'amnios, rendant bien compte de la marche de cette affection.

Celle qui va suivre a déjà été publiée par M. le professeur Depaul, dans les *Archives de tocologie*, année 1874. Nous la reproduisons en partie à cause de l'extrême rareté du fait.

Obs. II. — Grossesse extra-utérine péritonéale, compliquée d'hydropisie de l'amnios et de tumeur formée par du sang épanché.

La nommée J. P...., âgée de 29 ans, entre dans le service de M. Depaul, le 25 novembre 1872. Elle avait déjà eu cinq grossesses, dont deux s'étaient terminées à terme et régulièrement et trois avan terme. La santé générale était assez bonne, la menstruation assez régulière, durant quatre à cinq jours par mois. Les dernières règles avaient paru le 6 février 1872.

Cette femme raconte que, dès le début de sa grossesse, elle a été troublée beaucoup plus que les fois précédentes par des nausées et des vomissements. Ces derniers revenaient par crises et avec une violence insolite. Les digestions sont restées très-pénibles et elle ne peut pour ainsi dire prendre que des aliments liquides. Elle est en outre tourmentée par une constipation opiniâtre. MM. Niderkorn, Chantreuil, et Guéniot, qui l'avaient vue en ville, crurent à une grossesse utérine compliquée d'hydramnios et de tumeur intrà pelvienne. (Note de M. Guéniot).

A la Clinique, voici ce qui est constaté par M. Depaul :

Le ventre présente une grosseur insolite, même pour une grossesse à terme. Au dire de la femme, ce développement s'est produit progressivement et régulièrement dans les derniers mois. La forme est celle d'un ovoïde parfait un peu plus proéminent à droite qu'à gauche. Œdème de toute l'étendue de la paroi abdominale, mais surtout de la région sous-ombilicale.

La percussion donne un son mat partout, même au niveau et un peu au-dessus des dernières côtes, au-dessous desquelles remonte la tumeur qui est dans le ventre, en les soulevant et en les renversant en quelque sorte. Cette disposition provoque des douleurs assez vives et gêne très-notablement la respiration, Cette matité persiste quelle que soit la position qu'on donne à la femme.

Une fluctuation évidente existe dans la tumeur ; on perçoit facilement les différentes parties fœtales.

A l'auscultation, on entend les bruits du cœur de l'enfant, surtout au niveau de l'ombilic, et de là, ils s'étendent à gauche ou à droite dans une étendue tellement considérable, qu'un instant M. Depaul se demande s'il ne s'agit pas d'une grossesse gémellaire.

Par le toucher vaginal, on trouve l'excavation pelvienne, libre dans la plus grande partie de son étendue.

Le col est long et placé dans sa situation normale, un peu incliné en arrière. Il est un peu moins ramolli que dans une grossesse à terme.

En haut, en avant et un peu à droite du col, on distingue péniblement une masse arrondie dont il est impossible de déterminer la nature à cause de l'épaisseur de la paroi vaginale qui paraît comme œdématiée. On pénètre à une grande profondeur dans le col utérin et le doigt est arrêté par une voûte charnue qui fait l'effet, dit M. Depaul, d'une cloison oblitérant l'orifice interne. Le lendemain, M. Depaul voulait éclaircir cette question, prit une sonde en caoutchouc, munie de son mandrin et l'introduisit dans le col, cherchant avec précaution si quelque ouverture n'existait pas. Il crut en avoir trouvé une, car bien que ses efforts fussent très-doux et bien au-dessous de ce qu'il doivent être en général pour traverser les parois utérines, son instrument traversa et pénétra à plusieurs centimètres. Il ne s'écoula cependant aucun liquide.

L'état général empirait chaque jour. La dyspnée était augmentée par une double bronchite intense qui avait donné lieu à un mouvement fébrile considérable.

Le 6 décembre, M. Depaul introduisit dans l'orifice par lequel avait pénétré, la veille, la sonde en gomme élastique, un dilatateur à trois branches d'un petit volume, dans le but de diminuer l'étouffement par l'évacuation d'une certaine quantité du liquide amniotique. Il l'ouvrit à un faible degré et aussitôt il s'écoula 1700 grammes d'un liquide transparent, mais un peu roussâtre ressemblant à l'eau de l'amnios dans laquelle un fœtus mort a séjourné quelques jours. Il y avait en effet, à cette époque, quatre ou cinq jours, qu'on avait cessé d'entendre les battements de cœur de l'enfant.

Après la sortie du liquide, le ventre moins volumineux et plus souple, permit de mieux examiner la position du fœtus. Au-dessus du pubis, on sentait une tumeur résistante et en avant d'elle, une espèce de cordon mobile qu'on faisait rouler sous les doigts et que M. Depaul reconnut être le cordon ombilical. Aucune pulsation n'était perçue sur son trajet. L'auscultation renouvelée à ce moment ne donne d'ailleurs que des résultats négatifs sous tous les rapports; on reconnaît facilement les membres de l'enfant. A gauche du ventre existe encore une collection considérable de liquide et cette circonstance fit croire un instant qu'il y avait une grossesse gémellaire, car on avait inutilement essayé de faire sortir la totalité du liquide.

La mort survint le 9 décembre après un redoublement de fièvre et l'apparition de points pneumoniques au milieu de la bronchite.

Autopsie faite 24 heures après : La paroi abdominale fut incisée sur la ligne médiane, puis une incision transversale mit à nu l'intérieur de l'abdomen et permit à une grande quantité de liquide de s'écouler. Il en sortit au moins 2000 grammes. Il avait le même aspect que celui qui avait été retiré par la ponction, mais il exhalait une odeur infecte. En bas et au-dessus du pubis, le dépassant de deux travers de doigt, apparaît le corps de l'utérus. Cet organe a environ un tiers de plus du volume qui lui appartient à l'état normal. . . . .

En arrière de la matrice et s'élevant à 7 ou 8 centimètres au-dessus, on trouve une tumeur qui plonge un peu dans l'excavation et qui a les dimensions suivantes : 16 centimètres dans son diamètre vertical, 14 dans le transversal et 11 d'avant en arrière. Elle est assez compacte et de couleur grisâtre. L'examen microscopique a montré qu'elle était formée par du sang épanché depuis un certain temps dans le voisinage du placenta; celui-ci en effet, s'était greffé sur l'ovaire, sur la face postérieure de l'utérus, mais à l'aide d'adhérences très-faibles. Au-dessus de la tumeur et remplissant presque en entier le reste de la cavité abdominale, se trouve un gros enfant affectant les rapports suivants.

Il est obliquement couché de haut en bas et de droite à gauche. La tête est enfoncée dans l'hypochondre droit, au-desssus du foie qu'elle refoule fortement contre le diaphragme. L'occiput est un peu tourné en avant et en haut. Le siége correspond au flanc gauche et descend un peu plus bas que la tête. Les jambes fléchies sur l'abdomen, reposent sur la tumeur dont il a été parlé plus haut. A droite, en haut, au-dessous de la tête et au-dessus de la tumeur, les anses intestinales occupent un espace triangulaire. Elles sont noirâtres, ratatinées, difficiles à reconnaître et doublent en ce point les parois du kyste. Le cordon ombilical se porte d'abord à droite et en bas, puis transversalement au devant de la tumeur sus-pubienne et vient se terminer sur elle. A gauche de ce point, partent les vaisseaux placentaires qui se répandent sur la surface de la tumeur qui est recouverte par l'amnios.

L'enfant est du sexe féminin, mort depuis quelques jours seulement, parfaitement conformé d'ailleurs.

OBS. III (inédite). — Fausse couche antérieure. — Hydropisie de l'amnios. — Syphilis chez l'enfant. (Due au Dr Pinard.)

L... Thérèse, modiste, âgée de 20 ans, entre à la Clinique le 25 mars 1876, à 3 h. du matin.

Cette femme d'une bonne santé habituelle est enceinte pour la troisième fois.

La première grossesse remonte à cinq ans; elle a été parfaitement normale et s'est bien terminée. L'enfant est vivant.

La seconde remonte à trois ans; elle s'est terminée par une fausse couche à six mois; cette fausse couche n'a pas eu de conséquence fâcheuse.

Au point de vue de sa grossesse actuelle, la malade dit avoir eu ses règles le 15 juillet 1875. Elle est du reste très-bien réglée depuis l'âge de 12 ans, et ses règles durent d'ordinaire de deux à trois jours.

La grossesse s'est passée sans grands accidents, cependant dans le courant de janvier, elle a eu une forte émotion et de plus, elle a fait une chute dans la rue. Aussitôt après, elle perdit du sang; cette perte se prolongea pendant huit jours et disparut spontanément.

Guillemet.   5

Mais c'est à cette époque, (6ᵉ mois de la grossesse à peu près) que sou ventre a commencé subitement à prendre des proportions très-considérables. Elle n'a jamais eu d'œdème des membres inférieurs.

25 mars 75. A son arrivée la malade raconte que son ventre était fortement tombé ces derniers temps et que depuis trois ou quatre jours, elle perdait des glaires sanguinolentes. Depuis une heure du matin, elle sentait de petites douleurs dans le ventre, quand, vers 2 heures, en se retournant dans son lit, elle se sentit brusquement inondée : elle venait de perdre une grande quantité de liquide. Elle se leva aussitôt, et, tout en s'habillant, elle arrosa complètement sa chambre du liquide qu'elle continuait à perdre.

Arrivée à la salle d'accouchement, elle en perdit encore. L'accouchement eut lieu le soir à 7 h. et demie. Délivrance naturelle. L'enfant du sexe féminin foit quelques inspirations et meurt. Elle présente des *bulles de pemphigus* sur les pieds et les mains. De plus l'autopsie fait constater des lésions syphilitiques des poumons. Ceux-ci sont parsemés de points jaunâtres (gommes du poumon). Sur le placenta, on trouve également des lésions; 4 ou 5 cotylédons sont le siége d'une prolifération conjonctive qui leur donne à la coupe, un aspect fibreux.

Obs. IV (inédite; Dʳ Pinard.) — Hydropisie de l'amnios. Syphilis chez le père et la mère. — Accouchement avant terme.

Marie Thérèse M..., âgée de 35 ans, femme de ménage, d'une bonne constitution, entre à la Clinique le 18 octobre 75. Elle a déjà eu deux enfants; le premier il y a douze ans, le second il y a quatorze mois.

Elle est habituellement bien réglée. Elle a eu ses dernières règles le 15 mars. Elle est par conséquent grosse d'environ sept mois.

Vers le cinquième mois, son ventre s'est développé d'une façon très-notable; aujourd'hui elle a de l'œdème des membres inférieurs et de l'œdème de la paroi abdominale. Les mouvements actifs ont été à peine perçus. Le palper fait percevoir des parties fœtales très-mobiles. On n'entend pas les bruits du cœur fœtal. Au toucher, ballottement très-marqué.

Elle accouche le 20, dans la nuit. Il s'écoule une grande quantité d'eau.

Enfant mort depuis plusieurs jours.

Cette femme avoue avoir contracté des accidents syphilitiques au troisième mois de sa grossesse. Le père est syphilitique aussi.

Obs. V (inédite). — Hydropysie de l'amnios. — Syphilis chez l'enfant.

Isabelle X..., entre le 3 août 1875 à la Clinique. Elle est âgée de 25 ans, couturière, d'une bonne constitution. Elle est habituellement bien réglée, elle a eu ses dernières règles le 15 novembre 1874. C'est sa première grossesse. Elle a eu des nausées et des vomissements. Vers le cinquième mois, elle s'est aperçue que son ventre prenait un développement anormal.

A l'examen on trouve le ventre volumineux, tendu; l'utérus est constamment tendu et dur. Le fœtus est très-mobile.

L'auscultation est difficile à cause de cette mobilité du fœtus.

L'accouchement a lieu le 20 août. Beaucoup de liquide amniotique.

L'enfant du sexe féminin est assez forte, puisqu'elle pèse 3070 gr.; mais elle présente des bulles de pemphigus aux mains et aux pieds.

Obs. VI (inédite). — Hydramnios dans deux grossesses consécutives. — Syphilis. (Due à l'obligeance de M. A. Fournier.)

Mme X... se marie en 1860. dix-huit mois après, elle contracte la syphilis de son mari; elle a des boutons dans la gorge et à la vulve.

A cette époque, elle suivit un traitement dont la nature n'est pas connue. La nature de l'affection dont elle est atteinte, étant cachée à Mme X..., il est difficile d'avoir des renseignements sur ce qui eut lieu à cette époque.

En 1862. Elle devient enceinte une première fois, l'accouchement a lieu à terme; mais l'enfant meurt au bout de six semaines avec du muguet.

En 1863, seconde grossesse. Celle-ci est compliquée d'hydramnios. Le ventre prend un développement considérable. L'enfant meurt trois heures après sa naissance.

En 1865, troisième grossesse. Hydramnios un peu moindre que pendant la grossesse précédente. Enfant mort-né. C'est à lors que Mme X... est confiée aux soins de M. Fournier et soumise à un traitement régulier.

En 1870. Elle devient enceinte une quatrième fois. Cette grossesse est normale; l'enfant vit actuellement.

Quelque temps après son dernier accouchement, la malade est

prise d'ozène, elle a de la carie nasale. Elle est soumise de nouveau au traitement spécifique.

En 1873. Enfin cinquième grossesse normale, donnant naissance à un enfant sain.

Malgré le peu de détails contenus dans cette observation, nous n'avons pas hésité à la rapporter ici à cause de cette complication d'hydramnios se manifestant chez une femme syphilitique dans deux grossesses successives, tandis que les grossesses redeviennent normales après que la femme a été soumise à un traitement régulier.

Obs. VII (inédite). — Syphilis. — Hydramnios. Accidents graves. — Mort.
(Obs. communiquée par M. A. Fournier.)

Olympia M..., âgée de 25 ans, paraissant fortement constituée, entre le 14 décembre 1869, à Lourcine, dans le service de M. Fournier.

Elle a déjà fait un premier séjour dans ce service du 17 août au 29 novembre 1869. A cette époque elle était en pleine puissance d'une syphilis, caractérisée par des syphilides de formes variées (papuleuses, érosives, érythémato-papuleuses) sur les petites lèvres, sur la face interne des cuisses, sur le menton, sur les mains. Elle présentait également une plaque syphilitique sur l'amygdale droite; elle souffrait d'une céphalée continue, de douleurs dans les jambes, etc.

A cette époque elle était déjà enceinte de deux mois.

Le 29 novembre elle était sortie très-améliorée.

A sa rentrée, elle se plaint de mal de gorge; l'arrière gorge est en effet le siége d'une vive rougeur et il existe une érosion amygdalienne. Elle a encore un peu de rougeur de la vulve; elle perd beaucoup en blanc.

Elle se sent faible sur les jambes, il y a de l'œdème des extrémités inférieures.

A cette époque, la grossesse serait environ au sixième mois, puisque la malade était déjà grosse de deux mois lors de sa première entrée à l'hôpital, quatre mois auparavant. Elle sent remuer son enfant; on ne note rien d'anormal encore du côté de l'abdomen.

Depuis la fin de novembre, la malade a eu une fièvre continue avec redoublements le soir; elle se plaint toujours de maux de tête, de douleurs dans les reins et à la base du thorax.

La peau est chaude, la langue assez nette, 96 pulsations.

17 décembre. Pas de fièvre plus marquée.

Le 21. Douleurs en ceinture très-vives à la base du thorax.

Le 25. Les douleurs sont continues, très-vives surtout au niveau des fausses côtes.

Dans les premiers jours de janvier, l'œdème des membres inférieurs augmente; on ne trouve pas d'albumine dans les urines. La tumeur abdominale fait de rapides progrès. La matité remonte jusqu'à l'appendice xyphoïde; dans les parties déclives on trouve de là sonorité. L'œdème gagne les grandes et les petites lèvres qui deviennent énormes.

Le pouls bat 112. Il y a 40 respirations par minute.

Le 3 janvier. La malade n'a cessé de crier toute la nuit, on lui fait des injections de morphine.

Le 5. Epistaxis assez abondante pendant la nuit. pouls à 112.

Le soir, la dyspnée est très-considérable. Un lavement provoque une selle qui semble soulager beaucoup la malade.

7 janvier. La malade ne dort plus, elle souffre beaucoup dans les reins et à la base du thorax.

Le 8. L'œdème de là vulve est de plus en plus considérable, la dyspnée paraît un peu moins pénible; mais le pouls est très-petit à 160; la peau est chaude.

En présence de symptômes aussi alarmants, on se décide à pratiquer la ponction des membranes. Cette ponction est faite le soir par M. Péan. Il s'écoule une quantité énorme de liquide amniotique, trouble et d'odeur infecte. Ce liquide n'a malheureusement pas été mesuré; mais l'observation de M. Fournier porte qu'il était très-abondant

Immédiatement après la sortie du liquide, le pouls se relève, il est moins fréquent, quoique encore à 120; la respiration se fait librement.

A 11 heures, les contractions utérines expulsent un enfant mort, de 7 mois environ, macéré, verdâtre.

La délivrance se fait naturellement, mais il survient une hémorrhagie difficile à arrêter. On fait prendre à la malade 2 grammes d'ergot de seigle en quatre doses. On comprime l'aorte pendant 3 ou 4 heures.

La maladie est dans une agitation extrême; elle a des nausées fréquentes.

L'utérus remonte à égale distance entre l'ombilic et le pubis. Il survient des vomissements dans l'après-midi.

Le 9. La face est pâle ; le ventre est encore un peu douloureux ; l'utérus ne revient pas sur lui-même.

L'œdème de la vulve a presque disparu.

Le 10. La langue est sèche, le ventre est un peu ballonné ; les lochies ont une odeur infecte.

Du 10 au 15. Ces symptômes s'aggravent, la langue et les gencives noircissent et se couvrent de fuliginosités ; il survient des frissons répétés, de la diarrhée, la dyspnée reparaît, le pouls monte à 120, 130, 160. Le genou droit se gonfle et devient douloureux, mort le 15 à midi.

L'autopsie ne révèle rien qui explique les accidents si graves des derniers jours, on n'a noté ni péritonite, ni phlébite, ni lymphangite utérines.

OBS. VIII (inédite). — Hydramnios. — Syphilis. — Pemphigus chez l'enfant. (Due à l'obligeance du Dr Guéniot.)

Marie C., âgée de 28 ans, domestique, multipare, entre à la clinique le 29 novembre 1863. Cette femme a déjà eu un enfant à terme. Elle a eu ses dernières règles le 10 avril 1863. Comme accident de la grossesse elle n'accuse que des étourdissements ; mais le ventre est très-volumineux et l'utérus renferme une grande quantité de liquide. La rupture des membranes est effectuée le 27 janvier 1864, à 11 heures du soir. Elle est suivie d'un écoulement considérable de liquide. La dilatation est complète à minuit. Accouchement spontané le 28 à 2 heures et demie du matin d'une fille pesant 2,850 grammes. Délivrance naturelle. Dans la journée, on s'aperçoit que l'enfant porte sur la face plantaire de chaque pied, plusieurs bulles plates à contenu blanc purulent ; autour de ces bulles, la peau est rougeâtre, comme légèrement enflammée ; aux mains, ils existe des bulles analogues, mais moins nombreuses. On porte le diagnostic pemphigus.

L'interrogatoire de la mère, donne les résultats suivants : Il y a deux ans, elle a eu des boutons aux parties génitales, le médecin qui l'a vue à ce moment, lui a dit que c'était des plaques muqueuses. Elle n'a fait comme tout traitement que des lotions avec de l'alun. Ces boutons, au dire de la malade, auraient disparu au bout de 8 à 15 jours. Elle prétend n'avoir rien eu en dehors de ces accidents, ni mal de gorge, ni éruption à la peau, ni calvitie. Aujourd'hui il n'existe pas d'accidents apparents. L'enfant est assez vigoureux pour téter.

Obs. IX. — Enfant anencéphale. — Hydramnios. — Présentation des pieds. — Accouchement à sept mois environ (M. Guéniot).

Rosalie L., âgée de 25 ans, cuisinière, entre à la Clinique le 5 juillet 1864. Cette femme a déjà eu deux enfants à terme, vivants et bien conformés.

La dernière menstruation a eu lieu vers le 3 juillet 1863. Mais on ne peut pas attacher une grande importance à cette date, parce que cette femme est habituellement réglée très-irrégulièrement.

La grossesse s'est bien passée jusqu'à il y a environ un mois. A cette époque le ventre était peu développé, si peu même que la malade qui est cuisinière, avait pu cacher sa grossesse à ses maîtres, sans précautions particulières. Mais à ce moment, c'est-à-dire au commencement de juin, le ventre grossit subitement et d'une façon tellement prompte et exagérée, qu'en dix ou 12 jours, il était devenu énorme. Pendant que se produisait cet accroissement de volume, la malade fut prise d'un grand mal d'estomac, avec sensation de tension abdominale et de vomissements Elle a cependant continué à sentir son enfant.

Les premières douleurs apparurent le 4 juillet, vers 4 heures du soir.. Les membranes furent rompues le 5 juillet à 10 du soir. Il s'écoula alors environ 5 à 6 litres de liquide. La dilatation était complète depuis un demi-heure ; mais ce ne fut qu'après avoir rompu les membranes, qu'on put diagnostiquer la position en touchant les pieds, car pendant le travail la partie fœtale était restée élevée et il n'y avait pas eu d'engagement. L'accouchement eut lieu par les pieds le 5 juillet à 10 du soir, la position n'avait pas pu être reconnue. L'enfant du sexe masculin, est *anencéphale*; on perçoit seulement quelques battements cardiaques à sa naissance Il pèse 1,300 grammes.

Longueur totale, 38 centimètres, 17 du sommet à l'ombilic, 21 de l'ombilic aux talons. Délivrance naturelle.

Obs. X. — Hydramnios. — Deux fœtus adhérents (variété dite *monstre janiceps*). (Communiquée par M. Golay, interne à Beaujon.)

Marie R. âgée de 28 ans, fleuriste, entre à l'hôpital Beaujon le 10 juin, 1876, salle Sainte-Hélène.

Cette femme, d'une bonne santé habituelle, ne présentant pas d'antécédents syphilitiques, a été réglée pour la première fois à 16 ou 17 ans. Depuis, ses règles viennent toujours bien régulièrement ; elles sont abondantes et durent quatre ou cinq jours, Elle a déjà eu deux grossesses : la première il y a trois ans, la seconde il y a deux ans. Dans ces deux grossesses le ventre offrit un développement ordinaire. Les accouchements furent faciles. Ses enfants étaient bien conformés; ils n'ont vécu l'un que deux mois et demi et l'autre six semaines.

Les dernières règles ont paru le 7 décembre 1875. Mais les deux menstruations précédentes, avaient été très-peu abondantes; elles avaient été remplacées par un écoulement assez clair qui n'a duré que un jour et demi. Elle ne se rappelle pas à quelle époque elle a senti remuer son enfant. Elle n'éprouva aucun trouble de la santé pendant les deux premiers mois. Il y a trois mois son ventre présentait un développement normal ; mais à cette époque il lui a paru prendre tout d'un coup beaucoup plus de développement que d'habitude. Il y a deux mois, il avait déjà le volume ordinaire d'une grossesse normale à terme. Depuis six semaines elle ressent fréquemment une douleur sourde dans la fosse iliaque gauche, et une grande pesanteur dans le ventre, la marche est devenue difficile ; et il y a de la gêne de la respiration. Tous ces phénomènes ont augmenté progressivement jusqu'à son entrée à l'hôpital. Elle ressent des des tiraillements dus au poids du ventre. Depuis quinze jours, elle a commencé à ressentir des douleurs dans les reins. Ces douleurs avant son entrée à l'hôpital n'étaient que passagères. Elle n'avait pas encore ressenti de douleurs dans le ventre avant ces derniers jours. En même temps que celles-ci sont survenus des vomissements bilieux répétés. La sage-femme qui l'a envoyée à l'hôpital a diagnostiqué une grossesse gémellaire avec complication probable dans la position du fœtus.

Au moment de son entrée (10 juin) la malade est agitée ; elle change de position à tout instant, ne sachant laquelle prendre pour reposer, en raison du volume et du poids de son ventre. Elle ressent des douleurs dans les reins et le bas-ventre. La soif est vive ; la miction plus fréquente que d'habitude. La respiration est accélérée; mais il n'y a pas encore de signes d'asphyxie.

Inspection. — Le ventre est extrêmement volumineux très-saillant en avant, régulièrement arrondi. Les parois abdominales sont très-tendues. La tumeur formée par l'utérus distendu outre mesure, a envahi tout le creux épigastrique. Au premier abord, il semble que l'utérus doit contenir deux ou trois fœtus. L'ombilic n'est pas repoussé au dehors. Il y a de l'œdème sus-pubien. Les parois abdominales sont très-épaissies et forment au-dessus du pubis une sorte de bourrelet. Les membres inférieurs ne sont pas infiltrés.

Palpation. — Le ventre est régulier, on ne trouve aucune saillie, il est impossible de percevoir les parties fœtales. Les parois sont très-tendues. On perçoit très-manifestement la fluctuation sur tous les points.

Percussion. — Matité absolue dans tout l'abdomen.

Auscultation. — Malgré un examen des plus attentifs, on ne peut percevoir les bruits du cœur du fœtus. Cependant la malade déclare sentir son enfant remuer. Quand on ausculte sur la ligne médiane, entre l'ombilic et le pubis, on entend un bruit de souffle placentaire léger et à timbre éloigné.

Toucher. — Le col est presque effacé, mou. Il laisse facilement pénétrer le doigt, la dilatation est de la largeur d'une pièce de cinquante centimes. Les lèvres sont encore un peu épaisses. La poche des eaux est tendue. On sent à travers les membranes une partie fœtale ; mais cette partie fuit sous le doigt dès qu'on la touche, en donnant la sensation d'un corps qui nage dans une grande quantité de liquide. Il n'est donc pas possible de se rendre compte de sa forme. Lorsqu'on l'a repoussée avec le doigt, on la sent bientôt retomber; le ballottement est donc des plus manifestes.

11 juin (le matin). La malade a continué de souffrir un peu, mais c'est une gêne occasionnée par le poids considérable de l'utérus plutôt que de véritables douleurs pour accoucher. On ne sent aucune partie fœtale. On n'entend pas les bruits du cœur. La malade dit toujours qu'elle sent son enfant. La dilatation est de la largeur d'une pièce de 20 sous.

(Soir, 7 heures). La malade a souffert davantage tantôt. Elle a senti quelques coliques. La dilatation égale une pièce de 5 francs. On ne sent pas de parties fœtales. La poche des eaux bombe; elle est très-tendue. A 10 heures, M. Golay, en glissant le doigt entre la lèvre antérieure du col et les membranes, sent une partie fœtale très-mobile, qui fuit devant le doigt, mais qui cependant lui paraît être la tête, car il a le temps de se rendre compte qu'il est sur une partie lisse, unie, dure. Il prend alors le parti de perforer les membranes avec le doigt pour fixer la tête dans cette position. Il s'écoule aussitôt après cette rupture une quantité considérable de liquide, qu'il croit pouvoir évaluer à plusieurs litres. Ce liquide s'écoule pendant plusieurs minutes, en formant un jet. Le lit et la chambre sont inondés. Immédiatement la malade se sent soulagée, elle respire plus facilement ; l'abdomen a diminué de volume. La tête est accessible, mais toujours très-mobile. A minuit on entend distinctement les bruits du cœur fœtal.

Le 12, le matin, le ventre est revenu au volume normal d'une grossesse à terme. Les parties fœtales sont facilement accessibles par la palpation. Le dos est en avant ; la tête au-dessus du pubis ; les membres à la partie postérieure et droite. On n'entend pas les bruits du cœur. La dilatation est large comme la moitié de la paume de la main ; les bords de l'orifice sont mous ; cet orifice est occupé par la tête facilement reconnaissable à sa surface convexe, unie, quoiqu'il soit impossible de faire le diagnostic de la position.

Les douleurs sont assez régulières depuis 6 heures du matin. A 11 heures, expulsion de deux fœtus monstrueux, adhérents par la moitié supérieure du corps, morts-nés.

L'utérus se rétracte bien.

Les membranes ne sont le siége d'aucune injection anormale, d'aucune fausse membrane. La déchirure est très-voisine du bord du placenta. Le cordon est inséré sur le bord du placenta. Celui-ci est plus grand que d'habitude, mais son épaisseur est normale ; les cotylédons n'offrent rien d'anormal.

Le fœtus est un monstre de la classe des janiceps ; il ne présente point d'ascite, point d'œdème.

L'observation suivante qui nous a été communiquée par M. le Dr Budin, ancien interne de la Maternité, a déjà été publiée dans la thèse de Dieudé ; nous la reproduisons ici à cause de la complexité des accidents qui lui donne un véritable intérêt.

Obs. XI. — Hydramnios. — Éclampsie. — Fœtus extrait vivant par le forceps, et présentant des vices de conformation.

M..., âgée de 26 ans, couturière, entre à la maternité le 19 mai 1875. Elle est réglée régulièrement depuis l'âge de 15 ans. Ses dernières règles ont eu lieu du 8 au 12 septembre 1874. Elle est primipare. Elle a une luxation coxofémorale congénitale au côté gauche, avec raccourcissement assez considérable du membre inférieur. A partir du cinquième mois de la grossesse, elle a eu de l'œdème des malléoles, puis des jambes, des cuisses, des parties génitales et enfin de la région hypogastrique. L'urine examinée au moment de son entrée, présente à peine des traces d'albumine. Le ventre est très-volumineux, très-dur, et très-résistant ; on peut à peine pratiquer le palper tant l'utérus est distendu ; il y a de l'hydramnios. Le soir de son entrée on trouve à l'auscultation, le maximum des bruits du cœur un peu au-dessous de l'ombilic et à gauche.

Par le toucher, on constate que le col est long et fermé; la tête est au-dessus du détroit supérieur.

L'état de la malade fut assez bon jusqu'au 28 mai. Les urines examinées le 26 et le 27 contenaient cependant un peu plus d'albumine. Mais le 28, la malade se plaignit de céphalalgie frontale du côté gauche, de troubles de la vue et d'éblouissements.

On prescrit le régime lacté, un lavement purgatif, le repos au lit.

Le 29, au matin, les symptômes de la veille avaient disparu. La quantité d'albumine n'avait pas augmenté ; mais le soir, vers 5 heures, la céphalalgie et les éblouissements revinrent. A 9 heures du soir, les douleurs apparaissent, et, à minuit, la poche des eaux se rompt spontanément; il s'écoule une grande quantité de liquide.

A 7 heures et demie, le 30, la dilatation du col égalait la largeur d'une pièce de 50 centimes. L'enfant se présentait par le sommet en O. I. G. A. L'urine était plus albumineuse que la veille. Céphalalgie frontale.

A 11 heures 30, la dilatation est large comme une pièce de 5 francs. C'est alors que survient la première attaque d'éclampsie; à 11 heures 45, T 39°,5 – P 156. Deuxième attaque à midi 10. A midi 15, T 39°,6 – P 120. A midi 40, saignée de 400 grammes. La malade fut soulagée, l'intelligence lui revint. La température prise après la saignée, à 1 heure 15, est de 39°,5.

A 2 heures 10, température vaginale 38°,8.

A 2 heures 20, la dilatation est presque complète.

M. Polaillon se décide alors à faire une application de forceps. On administre le chloroforme, et, à 2 heures 30, on extrait un enfant vivant, du sexe masculin, pesant 2800 grammes et présentant les vices de conformation suivants : Il a les deux mains botes ; le radius fait absolument défaut des deux côtés; de plus, il a une imperforation de l'anus.

La bosse séro-sanguine occupait la partie postérieure du pariétal droit. Le point d'application des forceps était très-visible. Légère paralysie du muscle orbiculaire droit qui disparut le lendemain.

Délivrance naturelle à 2 heures 55.

- A 3 heures, T. V. 38°,2 pouls 128.

A 3 heures, T. V. 37°,9 pouls 104.

Chloral en potion. La malade va bien. Elle est guérie le 17 juin 1875.

OBS. XII. — Hydramnios. — Procidence d'une main et du cordon. (M. le Dr Budin.

Le 11 avril 1873, à 11 heures 1[2 du soir, une femme enceinte de son septième enfant se présenta pour accoucher à l'hôpital Saint-Antoine. Elle fut examinée par MM. Andral et Budin, internes.

L'abdomen était volumineux, saillant, très-distendu. Le liquide amniotique était très-abondant.

Les parois de l'utérus étaient si résistantes que le palper ne put fournir aucun renseignement.

A l'auscultation, on entendait les bruits du cœur fœtal au niveau de l'ombilic; ils étaient très-sourds et paraissaient très-éloignés.

Au toucher, le col était effacé, mais son orifice était encore fermé. En déprimant la paroi antérieure de l'utérus, on arrivait sur la tête, qui était mobile au milieu d'une grande quantité de liquide.

A 1 heure 1[2, l'orifice utérin était dilaté, et de la largeur d'une pièce de 5 francs.

L'ordre fut donné aux gens du service, dit M. Budin, de nous prévenir si les douleurs devenaient très-vives, ou si les membranes se rompaient spontanément.

A 4 heures du matin, on allait les chercher en toute hâte; le cordon arrivait jusqu'à la vulve.

Au toucher, notre ami Andral constata sa présence : il n'était plus animé de battements; de plus, il y avait procidence d'une main. La dilatation était complète. Sans perdre de temps et n'ayant pas de forceps à sa disposition, Andral repoussa la main du fœtus dans la cavité utérine, ainsi que la tête, alla chercher un pied, le saisit et 'amena à la vulve. Ce fut l'affaire d'un instant; c'était le pied gauche. Le reste de l'opération fut également aussi simple que possible. L'enfant était mort, probablement depuis un certain temps. L'insufflation fut faite néanmoins pendant vingt minutes environ, mais sans succès.

Délivrance naturelle, immédiatement après l'expulsion du fœtus.

Le cordon présentait un nœud complet.

L'enfant paraissait à terme.

Interrogeant alors avec soin la malade, on apprit que les mem-

branes s'étaient rompues deux heures auparavant : il s'était écoulé
une quantité considérable de liquide. Pendant une heure, les douleurs n'avaient été que très-peu fortes ; puis elles avaient augmenté
d'intensité, et c'est alors seulement que l'infirmière, trouvant le cordon à la vulve, était allée chercher l'interne de garde.

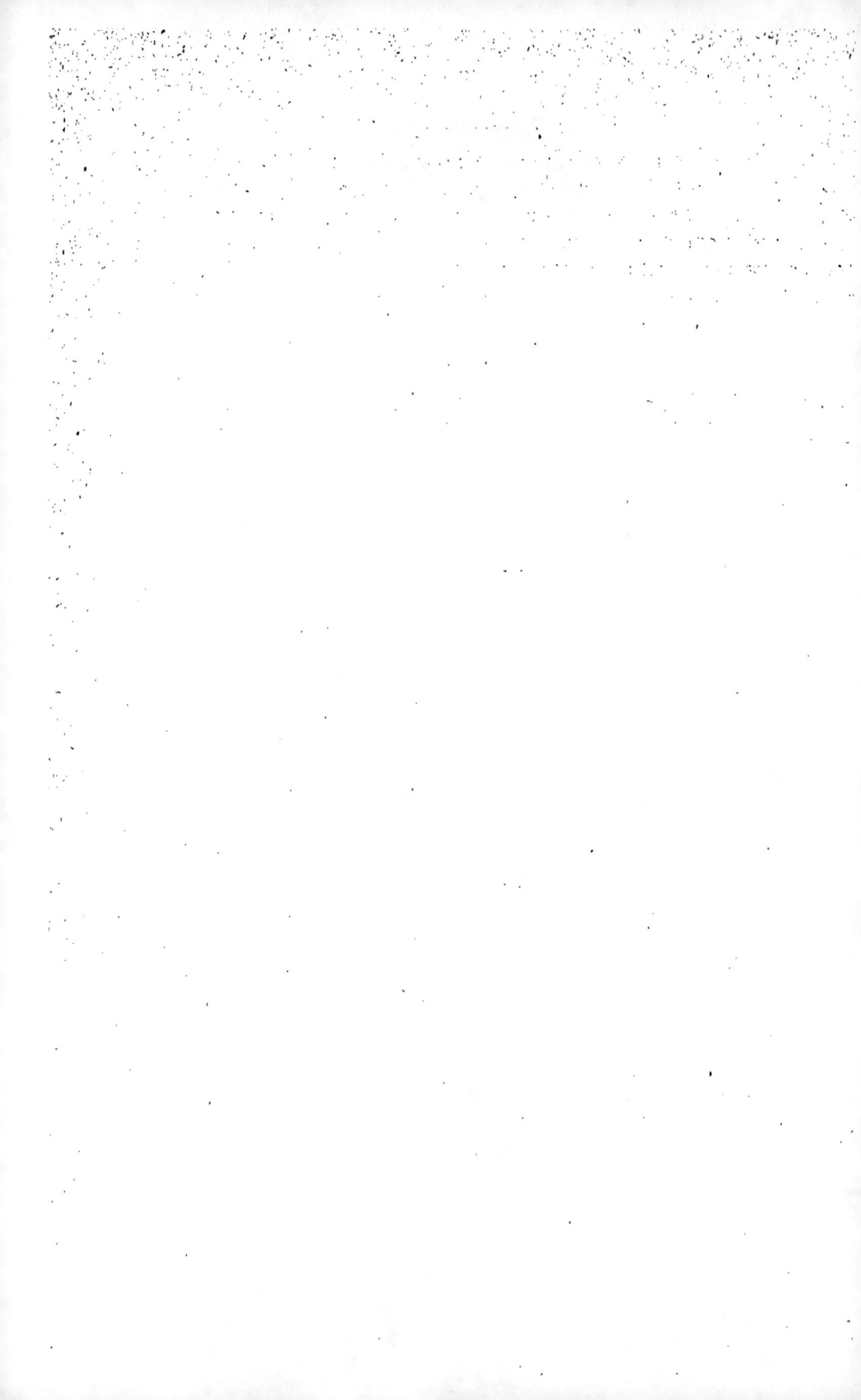

CONCLUSIONS

L'hydropisie de l'amnios est une affection rare, au moins à un degré assez marqué pour occasionner des accidents graves.

Son début, généralement brusque, a lieu le plus souvent du quatrième au cinquième mois ; ses symptômes sont fournis par l'extrême distension de l'utérus qui donne au ventre une forme spéciale, comprime les organes voisins et masque ou diminue certains signes de la grossesse, tandis qu'elle exagère quelques autres de ces signes.

C'est surtout avec la grossesse gémellaire que le diagnostic de l'hydramnios peut présenter des difficultés ; c'est surtout l'auscultation qui permettra de trancher la difficulté. Le toucher pourra aussi être d'un grand secours, quand il permettra de constater la présence de deux poches amniotiques, à l'aide du signe indiqué par M. le professeur Depaul.

Le pronostic, dans la plus grande majorité des cas, n'est pas grave au point de vue de la mère, mais il est extrêmement grave au point de vue de l'enfant, puisque souvent celui-ci meurt avant l'accouchement, ou bien naît avant terme et chétif, au bien enfin est affecté de quelque vices de conformation.

Lorsqu'on trouve quelques altérations de l'œuf, ces altérations consistent le plus souvent en injections, taches d'un rouge foncé, plus ou moins intense, développement de fausses membranes sur la surface interne de la membrane amnios. Quelquefois les membranes sont épaissies, quelquefois le placenta est le siége d'extravasations sanguines : le cordon peut être œdématié.

Un grand nombre de causes ont été signalées comme pouvant donner lieu à l'hydramnios. Bien peu ont une influence évidente sur le développement de cette affection. Elle coïncid dans beaucoup de cas avec des vices de conformation chez le fœtus.

Le plus souvent la terminaison a lieu spontanément par la rupture des membranes, l'irruption brusque du liquide et l'expulsion du produit de la conception. Souvent l'accouchement se fait avant terme. Quand il survient des accidents très-graves et que la nature ne paraît pas pouvoir suffire à elle seule pour délivrer la femme, le mieux est de provoquer l'accouchement par la rupture artificielle des membranes.

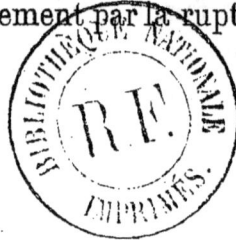

Paris. — A. PARENT, imprimeur de la Faculté de Médecine, rue M.-le-Prince, 29-31.

Clinique médicale, par le docteur Noël GUÉNEAU DE MUSSY, médecin de l'Hôtel-Dieu, membre de l'Académie de médecine, etc. 2 vol. in-8 .... 24 fr. »

Des névroses menstruelles ou la menstruation dans ses rapports avec les maladies nerveuses et mentales, par le docteur BERTHIER, inspecteur-adjoint des aliénés de la Seine, médecin expert près le tribunal civil, 1 vol. in-8 .... »

Manuel de prothèse ou de mécanique dentaire, par O. COLES, chirurgien-dentiste à l'hôpital spécial de Londres, traduit par le docteur G. DARIN. 1 vol. in-8, 150 figures dans le texte .... 6 fr. »

Leçons sur les maladies du système nerveux, faites à la Salpêtrière, par le docteur CHARCOT, professeur à la Faculté de médecine de Paris, recueillies et publiées par le docteur BOURNEVILLE, 2e édition revue et augmentée, tome 1er 1 vol. in-8, avec 27 figures dans le texte, 9 planches en chromolithographie et une eau-forte, le vol. cartonné .... 13 fr.

Tome 2e. — 1er fascicule : Anomalies de l'ataxie locomotrice ; 2e fascicule : De la compression lente de la moelle épinière. In-8, avec 2 planches, prix de chaque fascicule .... 2 fr. »

3e fascicule. — Des amyotrophies spinales, in-8, avec fig. et pl .... 4 fr. »

Traité pratique des maladies du cœur, par FRIEDREICH. Ouvrage traduit de l'allemand par les docteurs LORBER et DOYON. 1 v. in-8 cartonné .... 10 fr. »

Leçons sur le strabisme, les paralysies oculaires, le nystagmus, le blépharospasme, etc., professées par F. PANAS, chirurgien de l'hôpital Lariboisière, professeur agrégé à la Faculté de médecine de Paris, chargé du cours complémentaire d'ophthalmologie, etc., rédigées et publiées par G. LOREY, interne des hôpitaux ; revues par le professeur, 1 v. in-8, avec 10 fig. dans le texte. 5 fr. »

Traité de médecine légale et de jurisprudence médicale, par LEGRAND DU SAULLE, médecin de l'hôpital de Bicêtre (service des aliénés), médecin expert près les tribunaux, etc. 1 fort vol. in-8 .... 18 fr. »

Des vues longues, courtes et faibles, et de leur traitement par l'emploi scientifique des lunettes, par SOELBERG WELLS, professeur d'ophthalmologie à King's College, de Londres, etc., ouvrage traduit sur la 4e édition par le docteur G. DARIN. 1 vol. in-8, avec figures .... 4 fr. »

Traité élémentaire des maladies de la peau, par A. GAILLETON, ex-chirurgien en chef de l'Antiquaille, chirurgien en chef des Chaz eaux (maladies cutanées et vénériennes). 1 vol. in-8 .... 6 fr. »

Maladies de l'oreille, nature, diagnostic et traitement, par le professeur JOSEPH TOYNBEE, avec un supplément par JAMES HINTON, chirurgien auriste à Guy's hospital, traduit et annoté par le docteur DARIN. 1 vol. in-8, avec 99 figures dans le texte. 8 fr. 50

Manuel médical des eaux minérales, par le docteur LE BRET, médecin-inspecteur honoraire des eaux de Baréges, président de la Société d'hydrologie médicale de Paris. 1873-74, etc., 1 vol. in-12 .... 5 fr. 50

Clinique médicale des affections du cœur et de l'aorte, observations de médecine traduites de l'anglais par le docteur BARELLA, membre de l'Académie royale de médecine de Belgique, etc. (le tome 1er est en vente, le tome II paraîtra prochainement), in-8 .... 6 fr. »

Étude clinique de la phthisie galopante, preuves expérimentales de la non-spécificité et de la non-inoculabilité des phthisies, par le docteur METZQUER ; ouvrage précédé d'une préface de M. le professeur FELTZ, in-8 .... 4 fr. »

Des infiniment petits rencontrés chez les cholériques, étiologie, prophylaxie et traitement du choléra, avec planches micrographiques, par le docteur G. DANET. 1 vol. in-8 .... 5 fr. »

La pierre dans la vessie, avec indications spéciales sur les moyens de la prévenir, ses premiers symptômes et son traitement par la lithotritie, par WALTER J. COULSON, chirurgien à St-Peter's Hospital, pour la pierre et les autres maladies des organes urinaires. Traduit de l'anglais par le docteur H. PICARD. In-8 .... 3 fr. »

Histoire de la vaccination. Recherches historiques et critiques sur les divers moyens de prophylaxie thérapeutique employés contre la variole depuis l'origine de celle-ci jusqu'à nos jours, par le docteur E. MONTEILS, médecin des épidémies. 1 vol. in-8 .... 7 fr. »

Paris — Typ. A. PARENT, imprimeur de la Faculté de Médecine, r. M.-le-Prince, 29-31

www.ingramcontent.com/pod-product-compliance
Lightning Source LLC
Chambersburg PA
CBHW050627210326
41521CB00008B/1410